TRAITEMENT

DES

MALADIES DE L'OREILLE

GUIDE PRATIQUE

POUR L'EXAMEN

DES MALADIES DU LARYNX

DU NEZ ET DES OREILLES

PAR

Le Dʳ J. BARATOUX

AVEC GRAVURES DANS LE TEXTE ET UN ATLAS DE 186 FIGURES

Ce Manuel est destiné aux médecins et aux étudiants qui désirent apprendre les maladies des oreilles, du nez, de la gorge et du larynx.

Ils y trouveront exposés les différents modes d'éclairage les méthodes et les instruments employés en otoscopie, rhinoscopie et laryngoscopie ; l'aspect normal du tympan, des fosses nasales et du larynx, l'étiologie et les symptômes des affections de l'oreille, du nez et de là gorge ; l'examen de l'acuité auditive ; les divers procédés d'insufflation d'air dans l'oreille moyenne, de raréfaction et de condensation de l'air dans le conduit auditif ; enfin les modes de traitement employés actuellement dans ces branches spéciales de la médecine.

On trouvera intercalées dans le texte les figures des principaux instruments et à la fin du volume un atlas contenant les images de nombreux appareils qui ont été recommandés par les médecins, tant français qu'étrangers, sans toutefois être indispensables à l'étude et au traitement de ces diverses spécialités.

Envoi *franco* contre mandat-poste de six francs adressé à M. le Directeur de la Société d'éditions scientifiques, 4, rue Antoine-Dubois, Paris.

GUIDE PRATIQUE

POUR LE TRAITEMENT

DES

MALADIES DE L'OREILLE

PAR

Le Dr J. BARATOUX

PROFESSEUR LIBRE

D'OTOLOGIE, DE RHINOLOGIE ET DE LARYNGOLOGIE

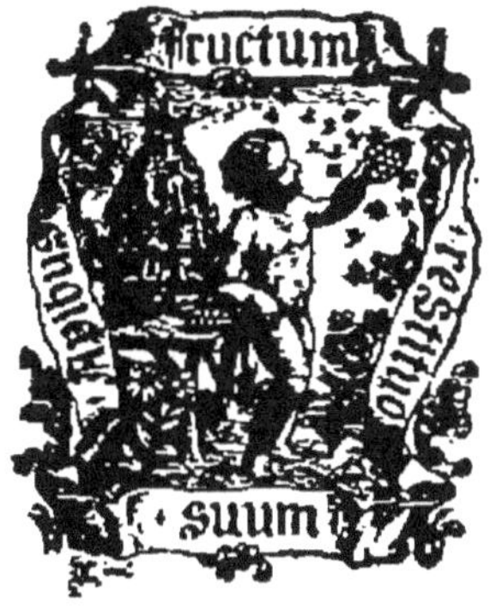

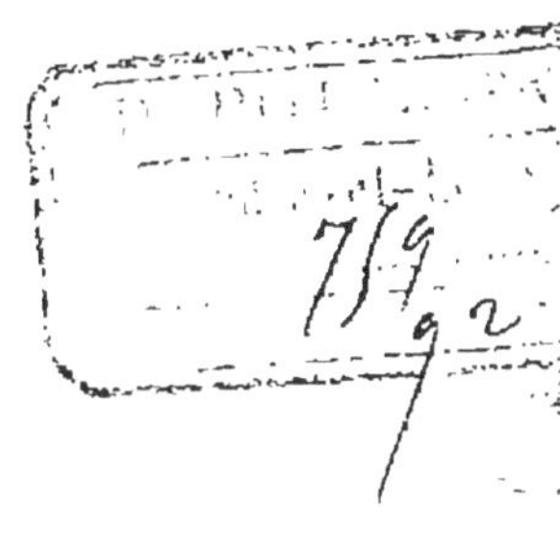

PARIS

SOCIÉTÉ D'ÉDITIONS SCIENTIFIQUES

PLACE DE L'ÉCOLE-DE-MÉDECINE

4, RUE ANTOINE-DUBOIS, 4

—

1892

INTRODUCTION

La surdité est une maladie très fréquente. Pour s'en convaincre, il suffit de se reporter à la statistique des jeunes gens réformés en France : 27 o/o des conscrits sont déclarés impropres au service militaire par suite de surdité due à des écoulements, des perforations du tympan, ou à toute autre affection de l'oreille. Ainsi plus du quart des cas de réforme ont pour cause la surdité.

Si l'on consulte les statistiques concernant les enfants atteints d'une lésion de l'organe de l'ouïe, on est surpris de trouver 25 o/o d'enfants de sept à quinze ans n'entendant pas normalement.

Ainsi, toutes les statistiques s'accordent à montrer l'extrême fréquence de la surdité, et malgré cela on accorde encore peu d'attention aux maladies de l'ouïe. On néglige trop souvent de traiter ces affections qui, dans la majorité des cas, guériraient si on les prenait à temps. Malheureusement certains préjugés répandus, aussi bien dans le public que parmi les médecins, apportent un obstacle au développement de la spécialité des maladies de l'oreille. Qui n'a pas entendu dire, quand il ne l'a pas répété lui-même, qu'une suppuration de l'oreille est un dérivatif salutaire permettant aux humeurs mauvaises de s'écouler au dehors : aussi faut-il se garder d'y toucher. Que ce préjugé a conduit à la mort un grand nombre d'enfants, car une suppuration de l'oreille détermine toujours une destruction du tympan et fréquemment une perte des osselets, une carie de l'os, une méningite ou un abcès du cerveau.

Aussi, c'est en vulgarisant l'étude des maladies de l'oreille, sous toutes les formes, qu'on arrivera à combattre ces préjugés funestes, et à montrer que des soins éclairés arriveront souvent à guérir les affections de l'ouïe, ou tout au moins à conserver les restes d'un organe déjà compromis.

Dans ce Guide, nous nous attacherons surtout à indiquer aux malades la manière d'appliquer le traitement prescrit par le médecin.

Nous avons cru utile d'y joindre quelques notions d'anatomie et de physiologie, l'étude des causes des lésions de l'oreille, la description des principaux symptômes, des notions élémentaires sur l'examen de l'acuité auditive et sur la pathologie des affections les plus communes de l'organe de l'ouïe.

TRAITEMENT

MALADIES DE L'OREILLE

CHAPITRE PREMIER

ANATOMIE ET PHYSIOLOGIE
DE L'OREILLE

L'oreille est l'appareil destiné à percevoir les sons ou vibrations de l'air.

Cet appareil est formé de trois parties : 1° l'oreille externe ; 2° l'oreille moyenne, et 3° l'oreille interne.

1° Oreille externe. — L'oreille externe est constituée par le *pavillon* (appelé vulgairement oreille) auquel fait suite le *conduit auditif externe.*

a) Le *pavillon,* situé sur les parties latérales du crâne, est une sorte de cornet de consistance ferme et élastique, formé d'un fibro-cartilage recouvert par la peau. Il présente une face externe concave, irrégulière, offrant une série de saillies et de dépressions. A sa

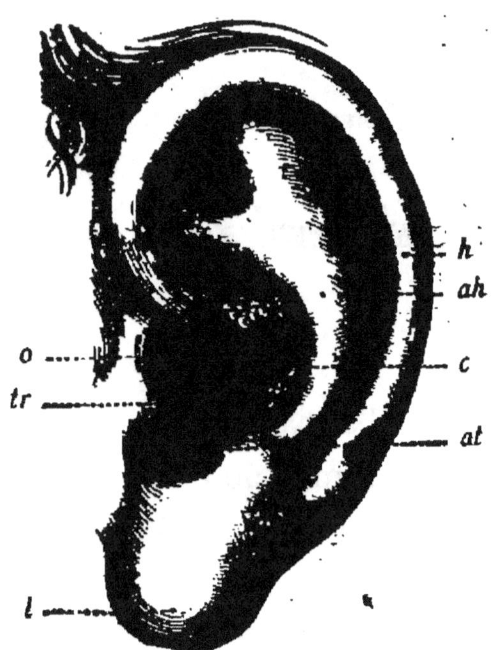

FIG, 1. — Pavillon.
h hélix. *ah* anthélix. *t* tragus. *at* antitragus. *l* lobule. *c* conque.
o ouverture du conduit auditif externe.

partie inférieure, il se termine par un petit appendice, le *lobule* (fig. 1, *l*) dépourvu de cartilage, que l'on perce pour y suspendre les boucles d'oreilles.

Le repli qui borde le pavillon s'appelle *hélix* (*h*); il circonscrit dans toute sa longueur une gouttière nommée sillon de l'hélix, bordée intérieurement par une autre saillie, *anthélix* (*ah*), bifurquée à sa partie supérieure pour donner naissance à la *fossette scaphoïde* ou *naviculaire.*

Vers son milieu, le pavillon est déprimé pour former une cavité nommée *conque* (*c*). Celle-ci est limitée en arrière par l'anthélix, en avant par une saillie triangulaire, le *tragus* (*t*) qui cache l'entrée du conduit, et, en bas, par une autre saillie surmontant le lobule, l'*antitragus* (*at*).

La face interne du pavillon reproduit en sens inverse les saillies et les dépressions de la face externe.

b) Le *conduit auditif externe* (fig. 2, *B*), qui fait suite à la conque, est un canal flexueux de 2 centimètres et demi à 3 centimètres, dont on n'aperçoit que l'entrée en avant et en bas de la conque. Cette ouverture (fig. 1, *o*), de forme elliptique, porte quelques poils des-

tinés à empêcher la poussière et les insectes
d'y pénétrer.

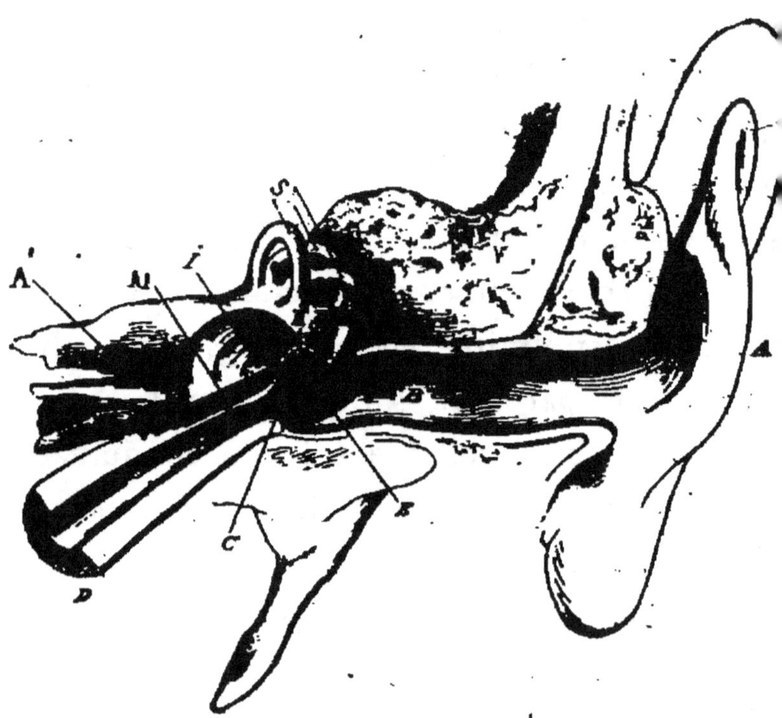

FIG. 2. — Vue d'ensemble de l'oreille.
A pavillon. B conduit auditif externe. C caisse du tympan. D
trompe d'Eustache. E membrane du tympan. MR muscle tenseur
du tympan. O fenêtre ovale. I limaçon. S canaux demi-circulaires. A' conduit auditif interne.

Le conduit se dirige d'abord en dedans
d'arrière en avant et de bas en haut, puis de
haut en bas.

Pour redresser le conduit, il faut avoir soin de tirer le pavillon un peu en arrière et en haut ; on peut ainsi apercevoir fréquemment membrane du tympan qui ferme ce canal à son extrémité interne.

Le tiers externe du conduit est cartilagineux et membraneux, sa portion interne est creusée, dans l'os de la tempe, *os temporal.*

Comme le tympan n'est pas placé verticalement, mais obliquement, il s'ensuit que la paroi inférieure du conduit est plus longue de 3 à 4 millimètres que la paroi supérieure.

La peau qui recouvre le conduit est mince, rosée, adhérente aux tissus sous-jacents ; elle renferme dans sa partie externe des glandes qui sécrétent une humeur épaisse, onctueuse, amère, de couleur jaune cire, appelée *cérumen*, destinée à arrêter les poussières et à empêcher la pénétration des insectes,

Physiologie. — Le pavillon a pour but de recueillir les ondes sonores et de les diriger par le conduit vers la membrane du tympan. Comme les parois du conduit contiennent dans leur intérieur les filets du nerf pneumo-gastrique, le simple contact d'un instrument peut provoquer la toux par acte réflexe.

2° Oreille moyenne. — L'oreille moyenne comprend : la *caisse du tympan*, la *trompe d'Eustache*, les *cellules mastoïdiennes*.

a) Caisse du tympan (fig. 2, *C*). — La caisse creusée, dans l'os, est une cavité aplatie de dehors en dedans ; elle est séparée du conduit par une cloison mince, translucide, élastique, de couleur gris perle : c'est la *membrane du tympan* (*E*), qui est enchâssée dans un cadre circulaire, taillé obliquement dans le temporal. Outre cette obliquité, le tympan est concave en dehors, et par suite convexe en dedans.

Il est formé de trois feuillets : sa surface externe est tapissée par la peau du conduit, et sa surface interne par la membrane muqueuse de la caisse ; entre ces deux couches est un feuillet fibreux.

Sur la paroi interne ou labyrinthique de la caisse est une saillie, le *promontoire*, correspondant au limaçon de l'oreille interne. Derrière cette proéminence sont deux ouvertures : l'une supérieure, de forme ovalaire, communique avec le vestibule, c'est la *fenêtre ovale* (o), qui reçoit la base de l'étrier ; l'autre, située au-dessous de la précédente, est régulièrement circulaire, c'est la *fenêtre ronde*. Elle donne accès dans la rampe inférieure du limaçon, mais elle en est séparée par la membrane de la fenêtre ronde, ou *tympan secondaire*.

La paroi supérieure, ou *voûte du tympan*, n'est séparée du cerveau et des méninges que par une fine lamelle osseuse ; ce qui explique la fréquence des méningites et des abcès cérébraux dans certaines affections de l'oreille.

La paroi inférieure, ou *plancher du tympan*, n'est séparée de la veine jugulaire que par une couche mince de tissu osseux, d'où possibilité d'ulcération de ce vaisseau et d'hémorragie mortelle lorsque l'os est perforé.

A l'extrémité antérieure de la caisse s'ouvre la *trompe d'Eustache* (D). L'artère carotide se trouve en rapport avec cette partie de la caisse.

L'extrémité postérieure de la caisse est en communication avec les cellules mastoïdiennes.

La caisse renferme les osselets de l'ouïe : le *marteau*, l'*enclume*, l'*os lenticulaire* et l'*étrier*, qui forment une tige articulée allant du tympan à la fenêtre ovale.

b) *Trompe d'Eustache* (*D*). — C'est un conduit qui va de la partie de la gorge située près de la partie postérieure des fosses nasales à la paroi antérieure de la caisse. Elle est creusée pendant un tiers de son parcours dans l'os temporal ; dans le reste de son étendue, c'est-à-dire dans la partie correspondant à la gorge, elle est fibro-cartilagineuse. C'est par ce canal que l'air extérieur pénètre dans l'oreille moyenne.

c) *Cellules mastoïdiennes*. — Ces cellules sont placées dans l'os qui fait une saillie derrière, le pavillon de l'oreille, *apophyse mastoïde*; elles s'ouvrent dans la partie postérieure de la caisse.

Physiologie. — L'oreille moyenne joue un rôle important dans l'audition. Le tympan, tendu comme la peau d'un tambour, reçoit les vibrations de l'air extérieur par le conduit, et entre lui-même en vibration. Les osselets servent à transmettre les ondes sonores à l'oreille interne.

La caisse du tympan contient normalement de l'air. D'ordinaire, la pression intra tympanique est égale à la pression atmosphérique. C'est la trompe d'Eustache qui est chargée de la fonction de maintenir dans la caisse cette égalité de pression ; à chaque mouvement de déglutition, l'air qui se trouve au fond de la gorge pénètre dans l'oreille moyenne.

Les cellules mastoïdiennes paraissent servir de caisse de résonance ; on croit aussi qu'elles atténuent la violence des vibrations sonores en permettant à l'air de la caisse de s'échapper dans leur cavité.

3° Oreille interne. — L'oreille interne, ou *labyrinthe*, est située en dedans de la caisse, et creusée dans l'épaisseur du rocher qui fait partie de l'os temporal. Elle est formée de trois parties : le *vestibule*, muni d'un prolongement antérieur, le *limaçon*, et d'un prolongement postérieur, les *canaux demi-circulaires*.

a) Le *vestibule* est le carrefour de l'oreille interne. C'est une cavité ovoïde renfermant deux vésicules : le *saccule* et l'*utricule*. A sa partie postérieure, se trouvent les orifices des canaux demi-circulaires; à sa partie antérieure, se voit l'ouverture de la rampe vestibulaire du limaçon; en dehors, le vestibule communique avec la caisse du tympan par la fenêtre ovale, fermée normalement par l'étrier; en dedans, sa paroi interne est criblée de petits trous pour donner passage aux branches du nerf auditif.

b) Les *canaux demi-circulaires* (S), au nombre de trois, s'ouvrent dans la partie postérieure du vestibule.

c) Le *limaçon* ou *cochlée* (I) est un tube osseux, contourné en spirale comme la coquille d'un escargot, et dont la cavité est séparée en deux portions ou *rampes* par une cloison : *lame spirale*, en partie osseuse et en partie membraneuse.

L'une de ces rampes aboutit dans le vestibule, *rampe vestibulaire*, et l'autre, *rampe tympanique*, se termine à la caisse dont elle est séparée par la fenêtre ronde. Ces deux rampes communiquent entre elles au sommet de la cochlée.

L'intérieur de ces cavités osseuses, *labyrinthe osseux*, est tapissé par le *labyrinthe membraneux*, qui est la reproduction exacte du labyrinthe osseux dont il est séparé par un liquide appelé *périlymphe*.

Les parois du labyrinthe membraneux sont baignées par un liquide : *endolymphe*, dans lequel viennent se terminer les extrémités du nerf auditif.

d) Nerf auditif. — Appelé encore *acoustique*, ce nerf part de l'extrémité supérieure de la moelle pour arriver à l'oreille interne par le *conduit auditif interne* (*A'*) où il se divise en deux branches : l'une pour le limaçon, et l'autre pour le vestibule et les canaux demi-circulaires.

La branche du limaçon s'enroule sur toute la longueur des circonvolutions du limaçon en s'étalant sur la lame spirale à la manière des dents d'un peigne, de façon à former une sorte de harpe microscopique, composée de plus de trois mille cordes.

Physiologie. — Arrivées à la fenêtre ovale, les vibrations que les ondes sonores ont imprimées à la chaîne des osselets se transmettent aux terminaisons du nerf auditif qui s'épanouissent dans l'endolymphe ; de là, ces vibrations sont transmises au cerveau qui nous donne ainsi la notion du son ou du bruit.

CHAPITRE II

CAUSES ET SYMPTOMES DES MALADIES DE L'OREILLE

SURDITÉ. — BRUITS. — VERTIGES. — DOULEURS

§ 1. Étiologie. — Les causes des maladies de l'oreille sont nombreuses :

a) Influences directes. — Elles peuvent être dues à des influences directes telles que lésions traumatiques, vives impressions sonores momentanées ou continuelles, brûlures par l'eau et par le feu, congélations de l'oreille, refroidissements, etc.

A propos des refroidissements, disons qu'il est inutile de porter du coton dans l'oreille, à moins que celle-ci ne soit malade, ou à moins qu'il ne fasse un froid rigoureux. Dans ce cas, on prend un peu de ouate blanche, et non rose ; on l'étire de manière à lui donner une faible épaisseur, et on l'enfonce dans le conduit ; il faut éviter de la placer dans la conque, car elle serait visible, et ne protègerait nullement l'oreille, l'air passant entre celle-ci et le tampon de coton.

On doit aussi boucher l'oreille pendant le bain, surtout si l'on plonge.

Certains individus, par leur profession, sont plus exposés que d'autres à l'action du froid : les cochers, les maçons, les marins, les conducteurs de locomotive, les chauffeurs, etc., en un mot, toutes les personnes qui doivent braver les intempéries, le froid et l'humidité.

L'action excessive du son sur l'oreille, outre qu'elle peut déterminer des déchirures du tympan, peut encore produire une irritation et une paralysie du nerf auditif avec dureté de l'ouïe passagère ou permanente, et même surdité complète, comme cela s'observe chez les artilleurs, les serruriers, les chaudronniers, les tonneliers, les meuniers, etc.

Les ouvriers qui travaillent dans les cloches

à plongeur sont aussi susceptibles d'éprouver de graves lésions de l'oreille si la décompression de l'air est trop brusque.

b) Causes agissant par voie de continuité. — Celles-ci peuvent occasionner diverses affections de l'ouïe. Ainsi, les maladies du nez et de la gorge se propagent facilement aux muqueuses de la trompe d'Eustache et de la caisse du tympan. On connaît l'effet d'un fort rhume sur l'audition qui est diminuée pendant quelques jours par suite de la tuméfaction de la muqueuse. De plus les tumeurs adénoïdes, qui sont si fréquentes chez les enfants lymphatiques, auxquels elles donnent cet air hébété si caractéristique, agissent de la même façon sur l'ouïe quand elles n'occasionnent pas encore un écoulement chronique.

c) Maladies générales. — Tout le monde sait que certaines maladies générales, telles que la scarlatine, la rougeole, la variole, la fièvre typhoïde, jouent un rôle important dans l'étiologie des maladies de l'oreille. Que de personnes sont affectées de lésions plus ou moins sérieuses de l'ouïe dans le cours ou à la suite de ces maladies.

d) *Autres causes*. — On sait aussi que les maux de dents peuvent provoquer des otites, ou tout au moins de la douleur dans l'oreille correspondante.

Certains médicaments, tels que la quinine, l'acide salicylique, le salicylate de soude, etc., donnent lieu à des altérations temporaires ou permanentes de l'ouïe. L'intoxication par le plomb, l'arsenic ou le phosphore produit des effets analogues.

e) *Hérédité*. - Il reste à signaler une cause des maladies de l'oreille, la prédisposition héréditaire. Nous entendons par là qu'une affection chronique de l'oreille moyenne (sclérose et ankylose des osselets) peut s'observer chez plusieurs membres d'une même famille, quoique souvent l'affection de l'oreille puisse sauter une génération. Dans d'autres circonstances, une maladie contractée par un des parents peut encore se révéler chez l'enfant, au moment de la puberté ou plus tard, par des lésions graves de l'oreille interne, et occasionner une surdité complète.

C'est ici le lieu de faire remarquer que la prédisposition à la surdi-mutité n'est pas toujours une question d'hérédité, car souvent des parents sourds donnent naissance à des enfants entendant bien, et réciproquement. On a cru longtemps que les mariages entre consanguins avaient pour effet de produire des enfants sourds-muets : ce fait n'est observé que peu fréquemment.

La surdi-mutité peut être congénitale ou acquise.

Les sourds-muets viennent rarement au monde avec leur infirmité. En observant les faits avec attention, on constate que les quatre cinquièmes des enfants ont entendu pendant la première période de leur existence. Il n'est pas rare de voir un enfant, ayant entendu jusqu'à l'âge de cinq ou six ans, devenir sourd-muet à la suite d'une des affections signalées plus haut, car, ayant une mauvaise audition, il n'entend plus les sons, par conséquent n'ap-

prend pas les mots qu'il ignore, et ne répète
plus ceux qu'il connaît.

Donc, en général, chez les sourds-muets, on
note des altérations organiques analogues à
celles que l'on trouve dans les oreilles de
personnes devenues sourdes à l'âge de dix,
vingt, trente ans : perforation du tympan,
épaississement de la muqueuse de la caisse,
destruction de la chaîne des osselets, obstruction et oblitération de la trompe d'Eustache,
polypes, carie de l'os temporal, etc., toutes
lésions dues à l'inflammation pendant la
vie intra-utérine ou pendant les premiers
mois ou les premières années de l'existence.

On pourrait souvent prévenir le développement de la surdi-mutité si on examinait de
temps en temps les oreilles des nouveau-nés,
et si on ne négligeait pas de traiter les écoulements ou les autres affections dont ils peuvent
être atteints ; et parmi celles-ci, il ne faut pas
oublier de mentionner celle qui cause les plus
grands dommages, je veux parler des *tumeurs*

adénoïdes, qui donnent à l'enfant un cachet spécial : celui-ci a une physionomie à expression stupide ; le nez est effilé, la bouche est grande ouverte ; la lèvre supérieure trop courte ne cache plus les dents qui chevauchent les unes sur les autres. la nuit, le petit malade ronfle ; il salive abondamment et est sujet à des attaques de faux croup ; en outre il présente des troubles de la parole, il prononce mal les mots dans lesquels se trouvent les lettres *m* et *n*, la voix est nasonnée ; souvent sa cavité thoracique est déformée, et sa colonne vertébrale, déviée. De plus, on peut encore constater chez ces enfants porteurs de ces tumeurs l'impossibilité de fixer leur attention, de la mauvaise humeur, des migraines, des convulsions, etc. Enfin chez le nouveau-né les végétations adénoïdes peuvent, comme le coryza aigu, amener des troubles graves de la nutrition par suite de l'impossibilité de téter produite par l'obstruction nasale.

§ **II. Symptômes.** — Si la surdité ne constitue pas une maladie qui compromette l'existence, il n'en est pas moins vrai qu'elle détermine une infirmité cruelle et pénible : elle brise tous les liens sociaux en rendant toute relation impossible. Par suite de la privation qu'il éprouve au milieu de la société, le sourd s'en éloigne, devient morose et hypochondriaque.

a) Surdité. — Il est rare que la surdité apparaisse subitement; en général, elle s'accuse au début par une diminution de l'ouïe qui se manifeste par la difficulté de suivre une conversation générale, souvent même une seule oreille est prise tout d'abord; aussi est-ce par accident que, la plupart du temps, le malade s'aperçoit que son organe fonctionne mal. Alors il entend difficilement les personnes qui parlent à voix basse du côté de l'oreille atteinte.

Mais bientôt, l'affection progressant, la surdité devient plus prononcée, car la bonne oreille est prise à son tour. Le malade ne peut guère entendre que la voix d'une seule personne parlant à la fois, et encore faut-il que celle-ci parle nettement et peu vite. Souvent même c'est en lisant sur les lèvres de son interlocuteur que le sourd devine les mots prononcés. Il n'est pas rare de remarquer qu'en mangeant, la surdité est plus prononcée.

Du reste de nombreuses causes influent sur les variations de l'ouïe. Ainsi les malades entendent souvent un peu mieux le matin au réveil, pendant un temps sec ou quand il fait chaud ; au contraire, par les temps froids ou humides, leur surdité est plus prononcée. Certains malades présentent la curieuse particularité de suivre bien la conversation quand elle se fait au milieu du bruit, en voiture, en chemin de fer.

b) Bruits. — Un symptôme tout aussi gênant que la surdité est sans contredit ce qu'on appelle le bourdonnement d'oreille.

Ce bruit, qui s'observe fréquemment dans le cours d'une affection de l'ouïe, apparaît souvent dès le début de la maladie. Tantôt il est faible, tantôt au contraire il est tellement violent qu'il empêche tout travail, ôte le sommeil et pousse même au suicide.

Le bruit précède parfois la surdité, et réciproquement ; d'autres fois le bruit et la surdité se manifestent en même temps.

Certains bruits ont pour cause des troubles dans la circulation du sang, et se manifestent sous forme de battements isochrones au pouls, ou sous forme de souffle continu. Dans d'autres cas, ils sont produits par des déplacements de sécrétions amassées dans l'oreille moyenne, et alors ils déterminent des gargouillements, ou la sensation d'une bulle qui éclate.

S'ils sont dus à une irritation du nerf auditif, ou s'ils sont le résultat d'une transmission des nerfs du cerveau et de la moelle au nerf auditif, ils se localisent dans l'oreille malade ou, quelquefois, dans l'intérieur de la tête, à la nuque, ou dans la région temporale. Les malades disent ressentir un bruit de bouillonnement, de bruissement, de chute d'eau, d'eau bouillante, de vapeur, de bourdonnement d'essaims d'abeilles, de coquillage appliqué contre l'oreille, de vent dans les feuilles, de sonneries de cloches, et de tintement métallique, de grondement, de sifflement, de roulement d'un train de chemin de fer, de grésillement d'un grillon, d'un gazouillement d'oiseaux, etc. ; quelquefois ils croient entendre des aboiements de chiens, ou un fracas de vitres, un bruit éclatant de trompettes, le choc d'un marteau et même des mélodies suivies.

Ces bruits sont intermittents ou continus. Diverses circonstances peuvent les faire varier : ainsi les temps pluvieux, une forte chaleur, l'entrée subite du froid dans une chambre chaude les augmentent. Les distractions et les occupations les font oublier ; quand ils sont faibles, ils ne sont pas appréciables pendant le jour, mais ils s'accentuent le soir et pendant le décubitus dorsal principalement.

Ces bruits sont fréquemment provoqués ou renforcés par des altérations temporaires de l'organisme : effort corporel ou intellectuel, position penchée, maintenue pendant quelque temps, conversation prolongée, toux, éternuement, rotation et ébranlement de la tête, veillées nocturnes, sommeil prolongé, usage des spiritueux, menstruation, etc.

Les bruits augmentent en général d'intensité dans le cours de la maladie ; de plus, d'intermittents ils deviennent continus.

Dans certaines surdités, les bruits diminuent de plus en plus pour disparaître quand la surdité est devenue complète.

c) Vertiges. — Souvent les vertiges s'associent aux bruits. Ils peuvent être produits par une injection d'eau froide dans le conduit, par la présence d'un corps étranger dans l'oreille externe ou dans l'oreille moyenne, par une insufflation d'air dans la caisse, par un son puissant de sirène, un coup de fusil, par congestion de l'oreille interne, etc.

d) Douleur. — La douleur s'observe en général dans toutes les maladies aiguës de l'oreille moyenne. En outre elle est un symptôme de la névralgie de l'organe de l'ouïe, d'une carie dentaire ou d'une ulcération du larynx, etc.

Parfois on observe dans l'oreille une sensation désagréable, provoquée par certains sons ou bruits. Cette sensation douloureuse, appelée *hypéresthésie acoustique*, est produite par les sons de tonalité élevée. Elle se montre dans le cours des maladies affectant le système nerveux, ou au moment de la rupture du tympan, ou au début d'une otite moyenne aiguë.

CHAPITRE III

EXAMEN DE L'ACUITÉ AUDITIVE

Les ondes sonores arrivent à l'appareil nerveux contenu dans l'oreille interne par deux voies :

1° Par l'air, c'est la *perception aérienne*. Les sons, après avoir frappé la membrane tympanique, parviennent au labyrinthe par la chaîne des osselets ;

2° Par les os, c'est la *perception crânienne*. Les ondes sonores sont transmises à l'oreille interne par l'intermédiaire des os de la tête.

A l'état normal, la perception aérienne l'emporte sur la perception crânienne, comme il est facile de le démontrer par l'*expérience de Rinne* : on place un diapason en vibration

sur le crâne (fig. 3), et on l'y maintient
jusqu'à ce que le son ne soit plus perçu, puis
on met le diapason au-devant du méat auditif ;

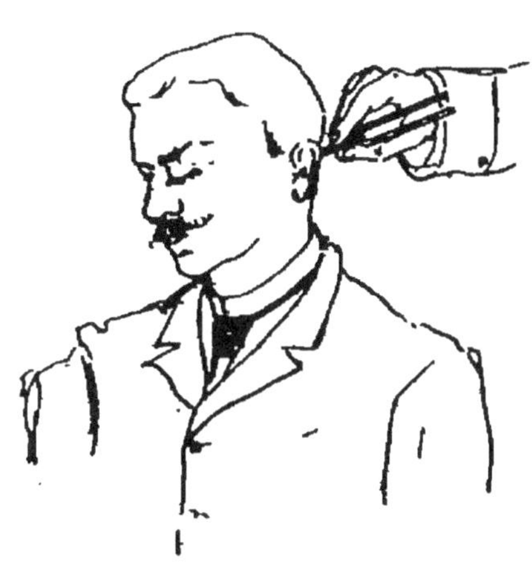

FIG. 3. — Épreuve de Rinne.

le son est alors entendu de nouveau pendant
un certain temps.

§ I. **Perception aérienne**. — Que l'on se
serve d'une montre, d'un diapason, d'un
acoumètre, etc., pour mesurer la distance à
laquelle le malade perçoit les sons, il faut
que la source sonore se trouve tout d'abord
assez éloignée du malade pour qu'il ne
l'entende pas ; on la rapproche ensuite pro-

gressivement de l'oreille jusqu'à ce qu'elle soit nettement perçue.

Chaque oreille étant examinée alternativement, on a soin d'obturer l'autre au moyen du doigt.

Pour rechercher la perception aérienne, on se sert de la voix, de la montre et d'acoumètres. Toutefois, il faut savoir qu'il n'y a aucun rapport constant entre l'acuité auditive prise avec la voix et celle évaluée avec la montre.

a) Voix. — La voix chuchotée est entendue à environ 20 mètres par une oreille normale.

Pour savoir la distance à laquelle le malade entend la voix, on place l'oreille du patient dans la direction de l'examinateur qui prononce tout d'abord des voyelles, des consonnes, des chiffres, des mots et des phrases, que répète le sujet en observation. Les mots les mieux entendus sont ceux qui contiennent les voyelles ou les consonnes sifflantes et vibrantes (chacal, sifflet, scarabée), tandis que les mots les plus mal compris sont ceux qui renferment les consonnes nasales telles que menu, manteau, mouton.

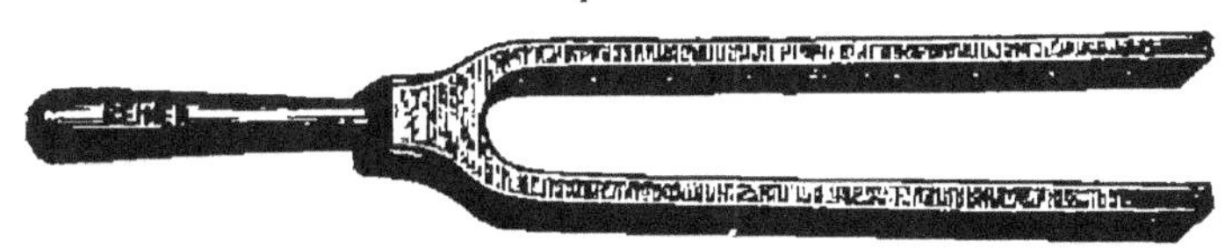

Fig. 4. — Diapason.

b) *Montre*. — Le malade ayant fermé les yeux, le médecin place la montre sur l'axe du conduit de l'oreille à une certaine distance de celle-ci, en la rapprochant progressivement jusqu'à ce que le tic-tac soit entendu.

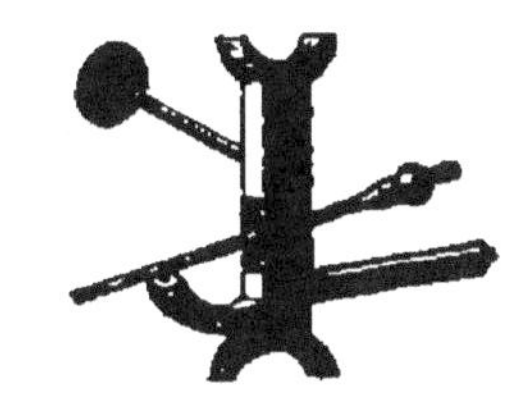

Fig. 5. — Acoumètre.

c) *Acoumètres*. — Outre le diapason (fig. 4) ou mieux la série de diapasons do^1, do^2, do^3, do^4, do^5, do^6, qu'il est parfois utile d'employer quand on veut étudier l'audition pour les sons graves et aigus, on utilise quelquefois certains appareils tels que l'acoumètre de Politzer (fig. 5), ou notre audiomètre (fig. 6), ou d'autres appareils, tels que le sifflet de Galton, les tiges vibrantes de Kœnig, etc.

§ II. Perception crânienne ou osseuse. — La recherche de la perception crânienne se fait au moyen de la montre et du diapason.

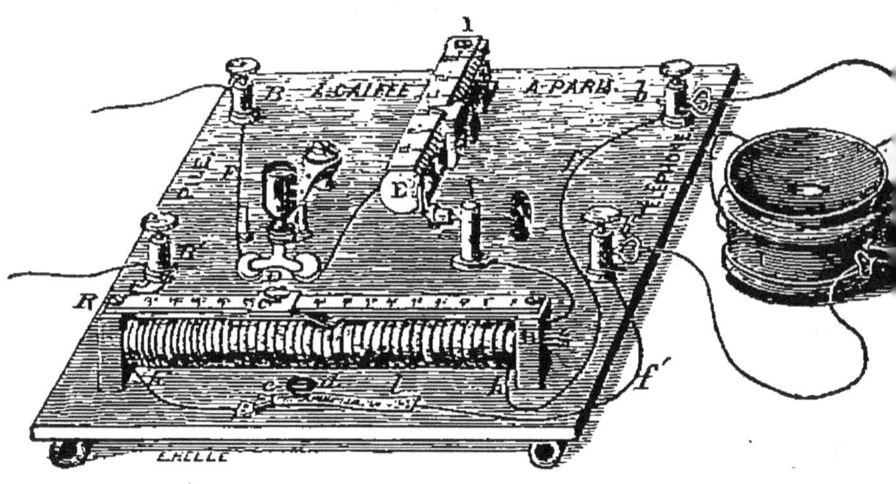

FIG. 6. — Audiomètre de l'auteur.

a) Montre. — On applique la montre sur les os du crâne, au-devant du tragus, au-dessus du pavillon, et enfin en arrière de celui-ci, sur l'apophyse mastoïde. On note si le tic-tac est perçu en ces points et avec quelle intensité.

Dans les affections de l'oreille moyenne, la

perception osseuse est en général conservée, tandis qu'elle a disparu dans les maladies de l'oreille interne.

b) *Diapason*. — En plaçant un diapason en vibration sur la ligne médiane de la tête, à

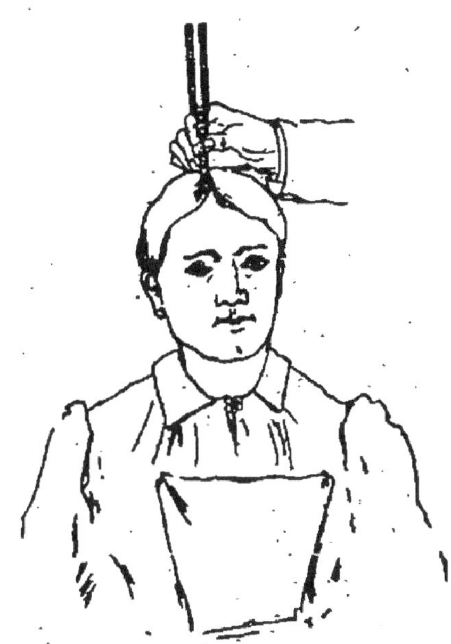

FIG. 7. — Diapason-vertex.

son sommet (fig. 7), le son est également perçu des deux oreilles chez le sujet sain. Ferme-t-on une oreille avec le doigt, le son du diapason, que nous appellerons *diapason-*

vertex, est entendu avec plus de force de ce côté.

Cette expérience, nommée *épreuve de Weber*, a été appliquée à la pathologie On admet que, dans les cas où il existe dans le conduit ou dans l'oreille moyenne un obstacle à la transmission du son, le diapason appliqué sur la ligne médiane du crâne est entendu surtout et avec plus de force par l'oreille malade, en supposant que le labyrinthe ne soit pas affecté en même temps, au point que la perception des vibrations du diapason par le nerf auditif ne soit plus possible.

Les deux oreilles sont-elles malades à des degrés différents, c'est par l'oreille la plus atteinte que le diapason est le mieux perçu.

Le diapason sert encore à se rendre compte de l'état des trompes d'Eustache. En effet pendant qu'un diapason, *do*³, est placé devant les orifices du nez, on entend dans les deux oreilles, à l'état normal, une légère résonance égale des deux côtés. Avale-t-on à ce moment, la résonance du diapason dans les deux oreilles augmente notablement.

Dans les affections unilatérales de l'oreille moyenne avec obstruction de la trompe, le son du diapason est mieux entendu de l'oreille normale, tandis que, si la trompe n'est pas obstruée, les vibrations du diapason sont mieux perçues par l'oreille malade.

CHAPITRE IV

INSUFFLATION D'AIR DANS L'OREILLE MOYENNE

Pour faire pénétrer de l'air dans l'oreille moyenne par la trompe d'Eustache, on a recours habituellement au procédé de Valsalva ou mieux au procédé de Politzer.

a) **Procédé de Valsalva.** — Pour l'exécuter on fait une inspiration profonde, puis une expiration brusque, en ayant soin de fermer la bouche et le nez. L'air ne trouvant plus de passage pour s'écouler au dehors passe dans les trompes d'Eustache et de là dans l'oreille moyenne.

Il ne faut pas abuser de ce procédé qui congestionne la tête et détermine un relâchement du tympan.

b) **Procédé de Politzer.** — Ce procédé consiste à insuffler de l'air dans les fosses nasales du patient pendant qu'il avale un peu d'eau.

Pour exécuter ce procédé, on se sert d'une poire en caoutchouc[1] non vulcanisé (fig. 8)

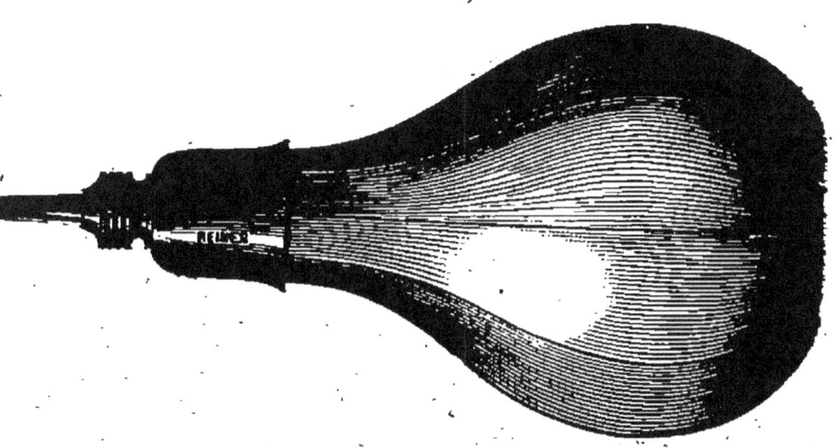

FIG. 8. — Poire de Politzer.

dont l'embout est recouvert d'un petit tube de caoutchouc. On utilise quelquefois des embouts en verre.

L'extrémité de la poire est introduite verticalement dans la narine, tandis qu'on com-

---

[1] La poire ne doit porter aucun trou au niveau de sa partie renflée.

prime avec le doigt les ailes du nez. Puis on
commande au patient d'avaler la gorgée d'eau
qu'il a préalablement mise dans la bouche
pendant que l'on presse sur la poire pour en

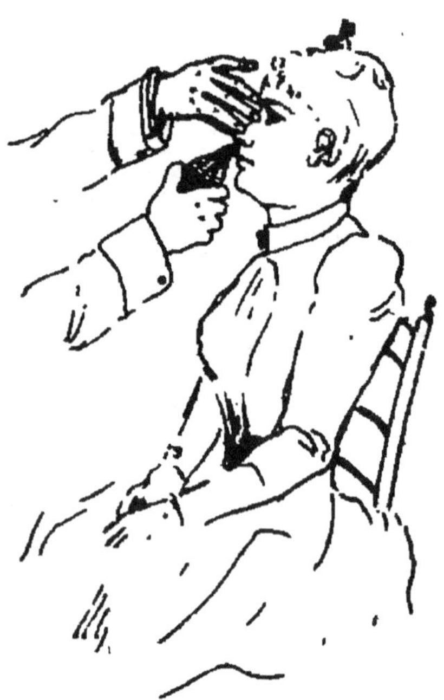

Fig. 9. — Procédé de Politzer.

chasser l'air (fig. 9), qui pénètre alors dans
l'oreille moyenne par l'orifice tubaire entr'ouvert au moment de la déglutition, car les
autres orifices du pharynx sont fermés soit

naturellement, soit artificiellement avec les doigts.

Il faut faire en sorte que le patient avale l'eau au moment ou l'opérateur l'ordonne : on doit attendre une seconde environ entre le commandement d'avaler et la compression de la poire, autrement dit, insuffler l'air au moment où le larynx exécute un mouvement ascensionnel, afin de permettre au malade de déglutir ; car, si l'air de la poire est chassé pendant que l'eau est encore dans la bouche du malade, celui-ci rejette le liquide et est pris de quintes de toux ; d'un autre côté, si l'on presse la poire après la déglutition, l'air pénètre dans l'estomac où il détermine une sensation de plénitude désagréable qui ne disparaît qu'après quelques éructations que l'action d'avaler une gorgée d'eau ou que plusieurs inspirations profondes facilitent.

Pour exécuter le procédé de Politzer, il faut prendre la poire à pleines mains, et non appuyer avec le pouce sur l'extrémité renflée de l'instrument. Dès que l'insufflation est faite, il faut retirer du nez le ballon encore comprimé entre les doigts pour ne pas reprendre dans la poire l'air que l'on vient de lancer dans la cavité naso-pharyngienne.

Comme il n'est pas facile de faire avaler l'eau aux enfants, il suffit, après qu'on leur a fait faire une profonde inspiration, les lèvres étant rapprochées, ou bien pendant qu'ils soufflent par un petit tube tenu entre les lèvres, de comprimer entre les doigts la poire en caoutchouc.

Chez les tout jeunes enfants, on peut profiter du moment où ils crient pour faire l'insufflation.

Il faut faire une insufflation dans chaque narine : la première fait le chemin, et la seconde agit sur l'oreille moyenne.

Au lieu d'avaler l'eau, on peut prononcer le mot *Royat*, par exemple, en ayant soin de bien séparer les deux syllabes : *Ro — yat* ; l'émission de la première syllabe est destinée à avertir l'opérateur qui presse sur la poire dès que le malade prononce la seconde.

Lorsqu'on veut empêcher la pénétration de l'air dans l'une des oreilles, il suffit d'introduire un doigt dans le conduit de cette oreille, en même temps qu'on penche la tête sur l'épaule du même côté.

c) **Cathétérisme de la trompe d'Eustache.** — L'orifice pharyngien de la trompe se trouve sur la paroi latérale du pharynx, à 1 centimètre au-dessus du plancher des fosses nasales, à 8 centimètres et demi, en moyenne, de leur entrée et à 1 centimètre et demi de la paroi postérieure du pharynx. A sa partie postérieure, la trompe forme une saillie ou bourrelet.

Pour exécuter le cathétérisme, on se sert d'un *cathéter* ou *sonde* (fig. 10) d'environ 15 centimètres de long, et de 2 à 3 millimètres d'épaisseur. Nous donnons la préférence aux instruments en caoutchouc durci.

Il existe deux procédés principaux de cathétérisme : le premier procédé a pour point de repère le bord postérieur de la cloison ; l'autre, le bourrelet de la trompe.

Le malade étant assis, la tête appuyée contre un corps résistant, on introduit le bec du cathéter dans la narine en soulevant le lobule du nez avec le pouce gauche pendant que l'extrémité du bec de l'instrument s'engage dans la fosse nasale. Au fur et à mesure

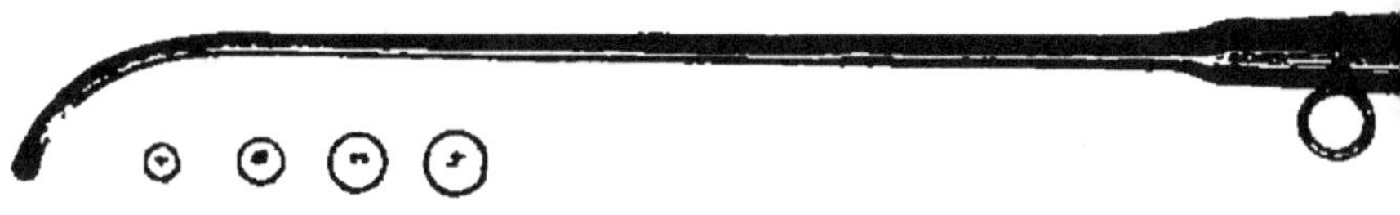

FIG. 10. — Cathéter ou sonde.

que le cathéter pénètre profondément, on relève la partie élargie du pavillon de la sonde, de telle sorte que celle-ci devienne horizontale, pendant que son bec glisse sur le plancher des fosses nasales.

Arrivé à la partie postérieure des fosses nasales, si l'on prend comme point de repère le bord postérieur de la cloison, on tourne la concavité du cathéter vers l'oreille sur laquelle on n'opère pas, et l'on ramène l'instrument à soi jusqu'à ce qu'il vienne buter contre le bord de la cloison, puis on lui fait exécuter un mouvement de rotation de 180 degrés, de sorte que le bec du cathéter s'engage dans l'orifice de la trompe située sur le même plan que le bord postérieur de la cloison.

Se guide-t-on, au contraire, sur le bourrelet : on touche la paroi postérieure du pharynx avec le bec de l'instrument que l'on tourne de manière que sa concavité regarde obliquement en bas et en dehors, ce qui est indiqué par l'œillet que porte le pavillon de la sonde. Le bec du cathéter est alors engagé dans une fossette (*fossette de Rosenmüller*) située entre la paroi postérieure du pharynx et le bourrelet de la trompe. On attire à soi l'instrument jusqu'à ce qu'il vienne buter contre la saillie de la trompe ; si on la dépasse, on a une sensation nette de soubresaut, puis de vide : on est dans l'orifice de la trompe. L'œillet du cathéter est alors dirigé vers l'angle externe de l'œil.

Avant d'introduire le cathéter, il faut engager le malade à se moucher pour enlever les mucosités accumulées dans les fosses nasales.

On doit aussi prier le patient de respirer par le nez, la bouche légèrement entr'ouverte, enfin d'empêcher les contractions du voile

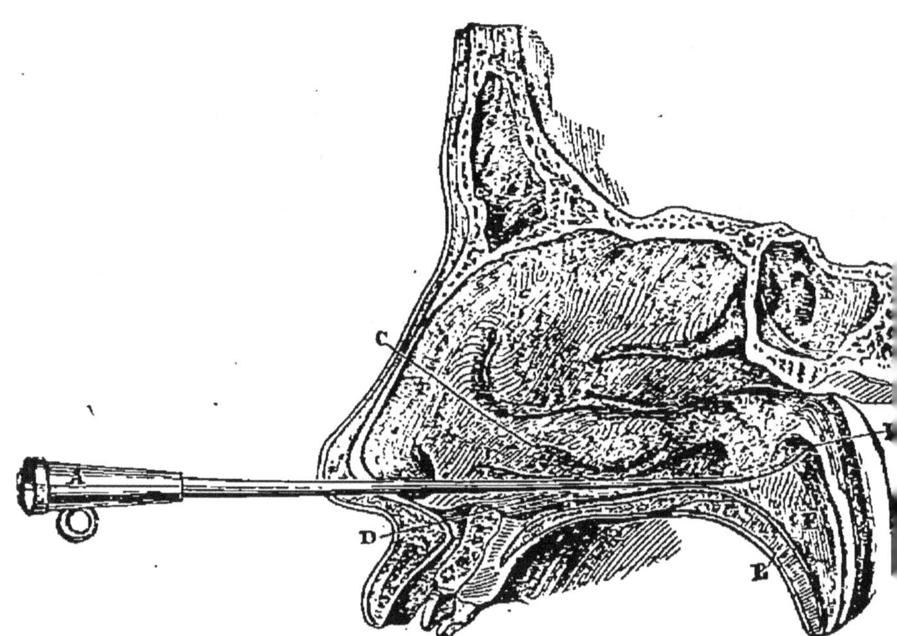

FIG. 11. — Technique du cathétérisme.

du palais qui gêneraient les mouvements du bec de la sonde lorsqu'elle est engagée dans le pharynx. Un mouvement de déglutition facilite beaucoup l'introduction du cathéter dans la trompe.

Lorsque la muqueuse des fosses nasales est

trop sensible, on la badigeonne préalablement avec une solution de cocaïne au vingtième et quelques minutes après on peut introduire la sonde.

Pour faire passer l'air dans la sonde, on se sert de la poire (fig. 8), qu'on vide par une pression rapide, en ayant soin de la retirer ensuite en la tenant comprimée. Cinq ou six insufflations consécutives sont suffisantes en général.

Afin de mieux faire pénétrer l'air dans la caisse, on engage le malade à avaler au moment de l'insufflation.

CHAPITRE V

THÉRAPEUTIQUE DES MALADIES DE L'OREILLE

Des injections. — Les injections dans l'intérieur de l'oreille sont d'un emploi fréquent.

On se sert d'eau distillée préalablement bouillie et refroidie jusqu'à 30 degrés environ ; c'est-à-dire que l'eau doit être un peu plus que tiède. Il y a un grand inconvénient à employer de l'eau froide qui expose le malade aux inflammations aiguës et aux syncopes et pertes de connaissance, quand le liquide pénètre dans la caisse. Pour rendre la solution antiseptique, on ajoute environ deux cuillerées à café d'acide borique par demi-litre d'eau. On peut encore se servir de résorcine ou de sulfate de soude si la sécrétion est épaissie, car ce dernier sel a la propriété de dissoudre certaines substances qui retiennent en lamelles les globules purulents.

On doit rejeter l'emploi du lait, des huiles et des décoctions de guimauve, qui ont le grand désavantage de contenir des matières organiques qui séjournent dans le fond du conduit, y fermentent, s'y décomposent et deviennent le point de départ de nouvelles irritations.

Pour pratiquer une injection dans l'oreille, *il faut éviter de recourir à l'usage si répandu des petites seringues en verre ou des poires en*

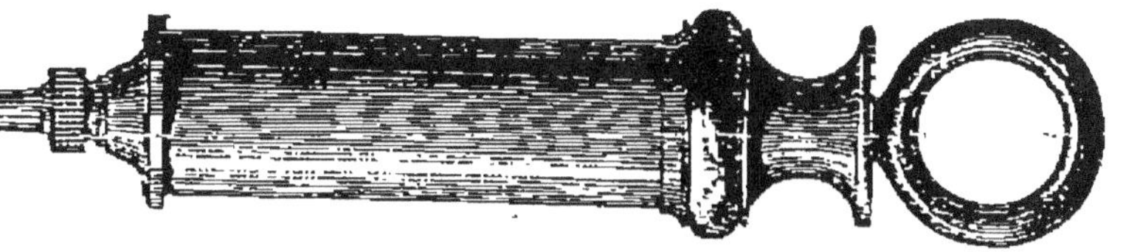

Fig. 12. — Seringue en caoutchouc durci.

caoutchouc terminées par un embout d'ivoire, car elles ont l'inconvénient d'offrir une capacité insuffisante et de fonctionner d'une manière défectueuse. De plus, l'embout arrondi des seringues de verre fermant l'oreille occasionne des désordres dans la caisse par suite de l'obstacle que rencontre l'eau pour sortir par le conduit.

Servez-vous d'une seringue en caoutchouc durci (fig. 12) ou en métal (fig. 13), dont l'embout est court, de forme cylindrique et à pointe émoussée, il suffit qu'elle contienne environ 50 centimètres cubes. La tige du piston doit être garnie d'un anneau pour y placer le pouce. La vis qui fait couvercle porte deux anneaux (fig. 13), ou tout au moins un relief assez saillant (fig. 12) pour que l'index et le médius puissent y prendre un point d'appui.

Si le malade fait lui-même

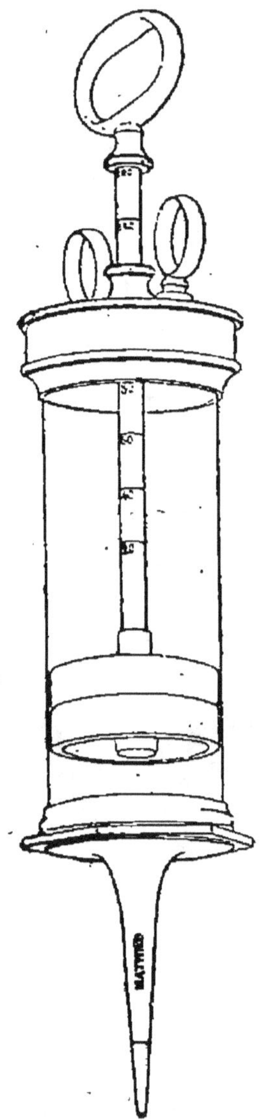

FIG. 13. — Seringue à trois anneaux.

son injection, il se servira d'une seringue analogue, mais avec embout coudé (fig. 14).

On peut encore employer un petit ballon
(fig. 15) en caoutchouc dont l'extrémité allon-

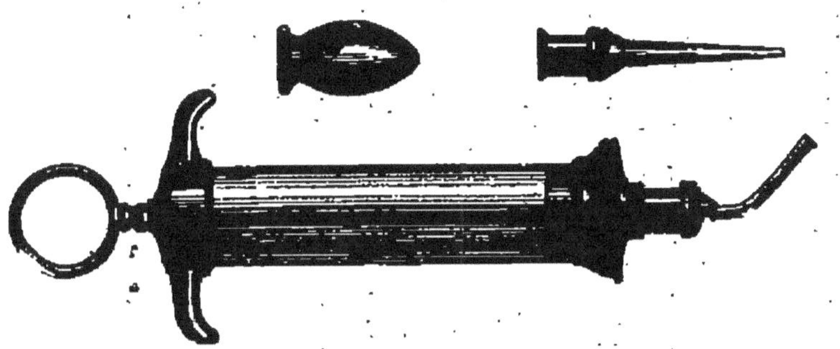

FIG. 14. — Seringue de Hartmann.

gée, de même matière, forme corps avec la
partie renflée. Le ballon est d'une contenance de

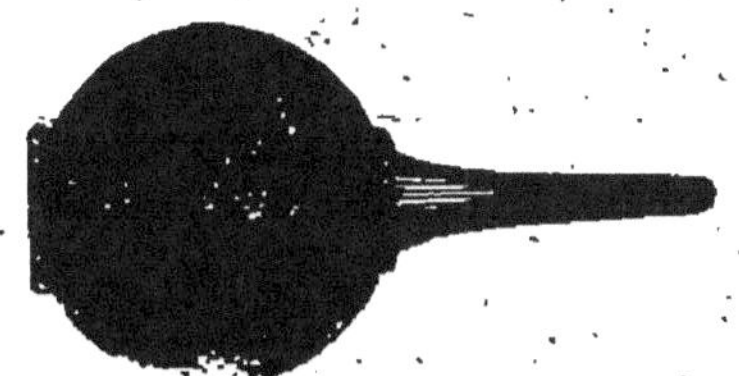

FIG. 15. — Ballon en caoutchouc.

30 centimètres cubes ; son tube, d'un diamètre
de 2 millimètres, est souple et par conséquent
ne blesse pas les parois du conduit. Avec cet

instrument, le patient peut également faire l'injection lui-même.

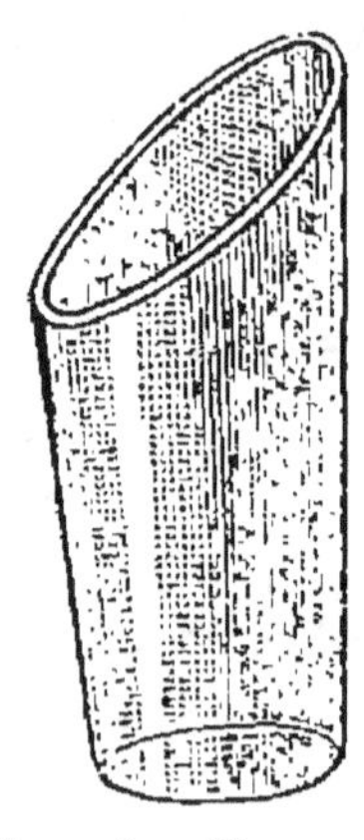

Fig. 16.— Vase pour recevoir l'eau de l'injection.

Lorsqu'une personne fait l'injection à un malade, celui-ci, ayant passé une serviette autour de son cou pour ne pas se mouiller, maintient au-dessous de l'oreille soit un vase en verre (fig. 16), soit un plateau (fig. 17), destiné à recevoir le liquide à mesure qu'il sort de l'oreille.

L'opérateur remplit la seringue, en évitant

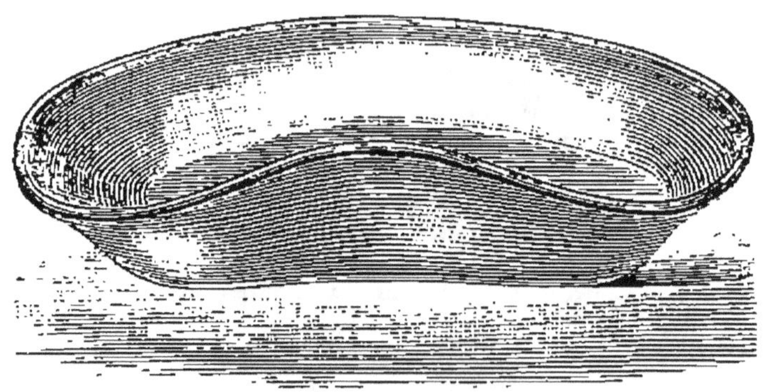

Fig. 17. — Bassin à pus.

d'y laisser pénétrer de l'air qui, poussé violemment, déterminerait alors un bruit désagréable, une gêne et même une douleur, lorsque l'air mélangé au liquide est chassé de l'instrument. Avec la main gauche il tire l'oreille du malade

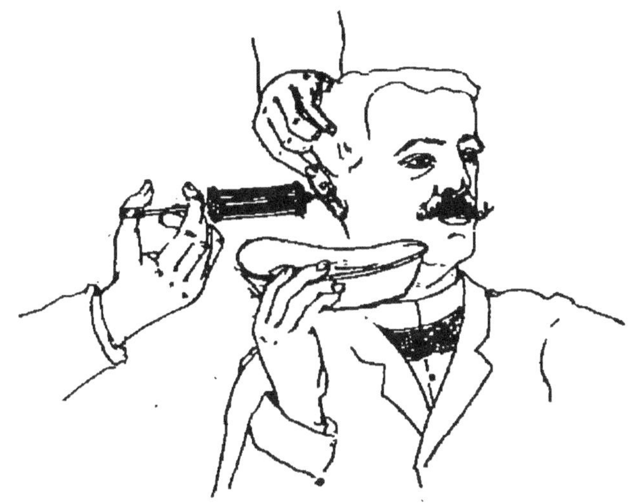

FIG. 18. — Technique de l'injection.

en haut et en arrière, afin de redresser le conduit, et introduit l'extrémité de la seringue à un centimètre environ dans le canal auditif, un peu obliquement de bas en haut, de manière que le jet vienne frapper la partie supérieure du conduit, dans sa partie profonde.

L'injection doit être faite lentement et avec

ménagement pour·éviter de produire des ver-
tiges·ou de rompre la membrane quand elle

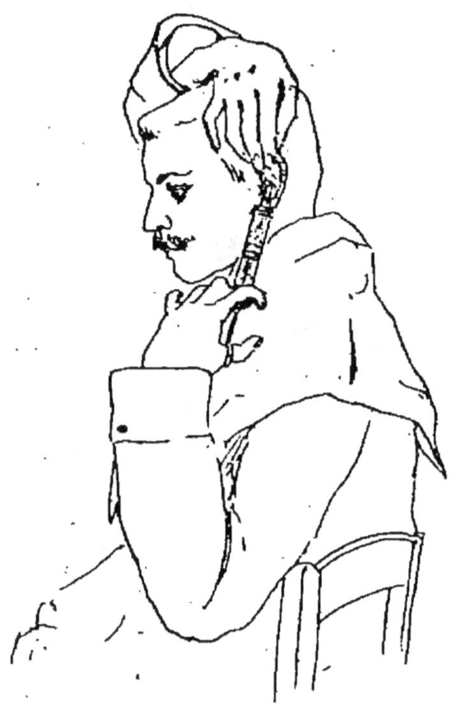

est amincie ou devenue friable, ou pour éviter
de produire des douleurs qui peuvent aller
jusqu'à la syncope.

Avec la poire en caoutchouc, il faut avoir
soin de la vider d'un seul coup avec le doigt
appliqué à l'extrémité de la partie renflée.

Lorsque le malade fait lui-même l'injection, il redresse le pavillon d'une main pendant

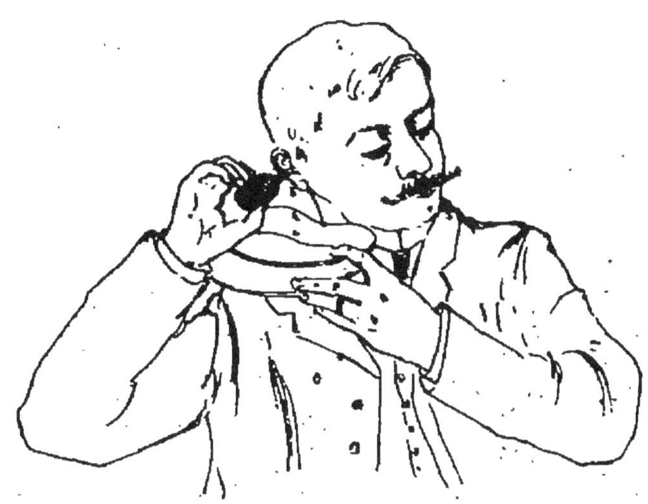

Fig. 20. — Technique de l'injection avec la poire en caoutchouc

qu'il tient la poire de l'autre. Avec cette poire en caoutchouc il lui sera facile de maintenir un vase au-dessous de l'oreille ; il évitera ainsi de se mouiller.

L'opération faite, on évacue complètement le conduit auditif du liquide qui pourrait y être contenu. Il suffit pour cela d'incliner fortement la tête du côté correspondant à celui sur lequel on vient d'opérer, et de sécher le conduit au moyen d'un léger cône de ouate que l'on y introduit. On peut encore rouler la ouate sur une tige, une allumette en bois, par exemple, en ayant soin de laisser le coton dépasser l'extrémité de l'allumette de 6 à 10 millimètres, de manière que la ouate forme plumasseau. Puis on redresse le conduit et on engage la ouate dans l'oreille en lui faisant exécuter un mouvement de vrille, de manière à ne pas déterminer de douleur qui se produirait si l'on arrivait brusquement au contact du tympan.

Après l'injection, pour éviter les refroidissements, il est prudent de placer un peu de ouate, non dans la conque, mais dans le conduit; on ne doit pas apercevoir ce coton qui, de plus, ne doit pas être tassé en tampon; au contraire, il faut étirer la ouate, de sorte qu'elle forme une mince couche : on n'obstrue pas ainsi le conduit de façon à gêner l'audition.

Instillations. — Les instillations diffèrent des injections en ce qu'elles se font avec une très faible quantité de liquide, et en ce qu'elles séjournent plus longtemps dans le conduit, ou dans la caisse, si le tympan est perforé. L'instillation est, en somme, le bain d'oreille.

L'instillation se fait avec un liquide tiède que l'on chauffe au bain-marie ; on peut encore chauffer la solution dans une cuillère sur une lampe à alcool, ou mieux en verser la quantité voulue dans une petite éprouvette qu'il suffit de plonger dans un liquide chaud ou de passer au-dessus d'une flamme.

Le malade tenant la tête fortement penchée du côté opposé à celui sur lequel on opère, on verse la solution soit directement avec la cuillère ou l'éprouvette, soit au moyen d'un compte-gouttes, de façon à remplir le conduit presque entièrement de liquide ainsi que la caisse, dans le cas de perforation. Afin de mieux faire pénétrer la solution, on engage le malade à exécuter un valsalva de manière que l'air, refoulé à travers la trompe, traverse la couche liquide et vienne éclater sous forme de bulles dans le conduit. On peut encore appuyer le tragus sur l'orifice externe du méat afin de refouler la solution derrière le tympan.

Veut-on empêcher l'instillation de pénétrer par la caisse dans la trompe d'Eustache, il faut recommander au malade d'éviter les mouvements de déglutition pendant toute la durée du bain.

L'instillation est conservée dans l'oreille pendant cinq à dix minutes ; on la répète, en général, plusieurs fois par jour. Elle est employée habituellement après le nettoyage de l'oreille par l'injection.

Nous ne saurions trop insister sur l'emploi dangereux des instillations d'éther et de chloroforme qui ont joui pendant quelque temps d'une grande faveur parmi le public. En effet, l'éther instillé dans le conduit est très irritant et même vésicant ; il détermine une douleur très vive et souvent une otite très grave. Le chloroforme est encore plus irritant que l'éther.

Fumigations. — Elles consistent à diriger dans l'oreille, à l'aide d'un entonnoir ou d'un cornet de fort papier, des vapeurs d'eau chaude simple ou chargée de principes médicamenteux.

On fait bouillir dans un vase, de préférence haut et étroit, de la contenance d'un verre, les substances ordonnées ; puis on le retire du feu, et on le coiffe de l'entonnoir, dont on dirige l'extrémité effilée vers l'oreille. La fumigation dure ordinairement cinq minutes. On l'emploie fort peu actuellement.

Insufflations. — Avant de pratiquer une insufflation de poudre, il faut nettoyer l'oreille au moyen de l'injection, puis la sécher.

Comme insufflateur, en emploie soit un tuyau de plume d'oie, ou un tube de verre terminé par un tube de caoutchouc destiné à être placé dans la bouche (fig. 21). Pour introduire la poudre dans le tube, il suffit de plonger le tube de verre ou le tuyau de plume dans cette poudre de manière qu'il en pénètre une petite quantité, à la hauteur d'un demi ou d'un centimètre au plus. On approche de l'entrée du conduit le tuyau chargé de poudre, et l'on souffle directement avec la bouche par l'autre extrémité, de manière que l'air chasse doucement la poudre renfermée dans le tuyau.

Il faut avoir soin de ne pas projeter violem-

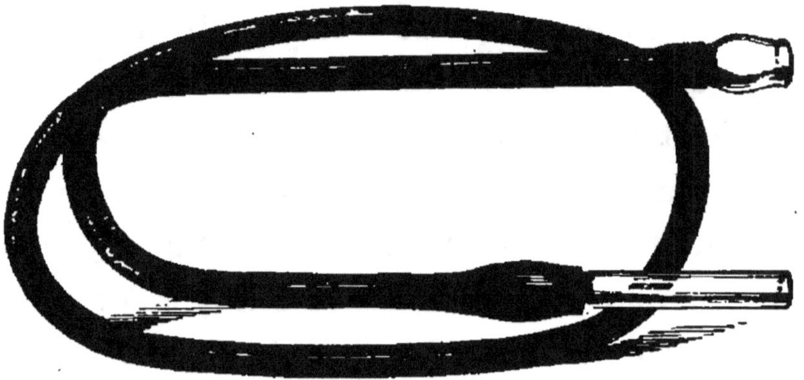

Fig. 21. — Insufflateur.

ment la poudre, car celle-ci reviendrait alors en arrière et ne s'appliquerait pas à l'endroit voulu.

Après l'insufflation, le conduit est fermé par une mince couche de ouate.

On peut encore utiliser des appareils spéciaux (fig. 22).

Gargarisme. — Afin d'être efficace, le gargarisme doit baigner la paroi postérieure du pharynx et même la voûte pharyngienne. On met un peu d'eau dans la bouche, on renverse la tête en arrière, en tenant le nez fermé

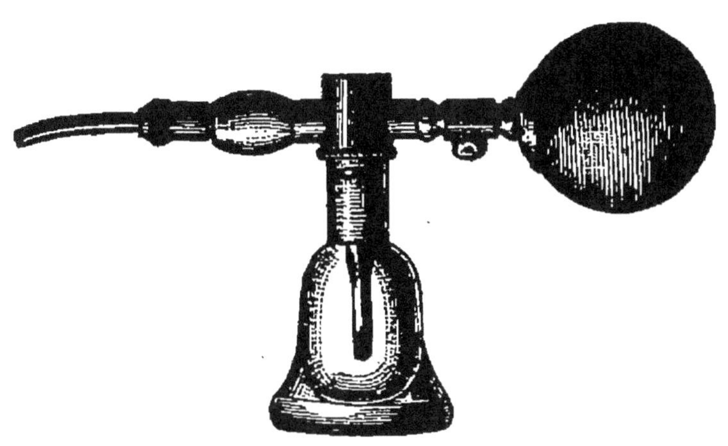

FIG. 22. — Insufflateur de Kabierske.

entre les doigts, on ouvre la bouche, puis on fait des mouvements de déglutition, en évitant de laisser descendre le liquide.

Pour faire pénétrer plus profondément le liquide, on tient la bouche entr'ouverte et on avance la mâchoire inférieure en émettant le son *glouglou*. En évitant de faire une inspiration, le liquide tombe dans le larynx et baigne ainsi toutes les parties situées au-dessus des cordes vocales.

Gargarisme rétro-nasal. — Ce gargarisme s'exécute de la façon suivante : on prend une gorgée d'eau dans la bouche, on renverse fortement la tête en arrière, on ferme la bouche, et l'on penche brusquement la tête en avant : le liquide passe ainsi du pharynx dans les fosses nasales.

Emissions sanguines locales. — Les émissions sanguines sont utiles dans les inflammations aiguës du conduit et de l'oreille moyenne ; on les emploie encore pour décongestionner l'organe, ou pour diminuer certains bruits intenses.

C'est en avant du tragus qu'on doit les appliquer, et non derrière le pavillon sur les apophyses mastoïdes. La quantité de sang soustraite est proportionnée à l'intensité de l'inflammation, à l'âge et aux forces du sujet.

Les sangsues ne sont pas posées toutes ensemble, mais en fontaine, de manière à obtenir un écoulement continu pendant une heure au plus.

Le conduit est fermé au moyen d'un tampon de coton pour empêcher les sangsues et le sang d'y pénétrer. On lave bien avec de l'eau tiède la partie sur laquelle on veut appliquer les sangsues, puis on l'essuie. On prend alors la sangsue, et on la roule dans un linge pour l'essuyer et l'exciter, et on la place dans un petit verre à liqueur, ou mieux dans un tube de papier ou de verre que l'on renverse sur la place indiquée en l'y maintenant jusqu'à ce qu'elle ait bien pris.

Lorsque la dernière sangsue est tombée, si le sang coule encore, on applique un morceau d'amadou sur lequel on fait une forte compression pendant un quart d'heure. L'écoulement arrêté, on recouvre les piqûres d'une couche de collodion ou de taffetas gommé, afin d'éviter toute irritation de ces piqûres.

Application du froid. — On a souvent recours à des applications du froid dans certaines inflammations de l'oreille.

On peut faire usage des compresses pliées en plusieurs doubles que l'on applique derrière l'oreille ; après les avoir imbibées d'eau froide, on les recouvre avec un taffetas

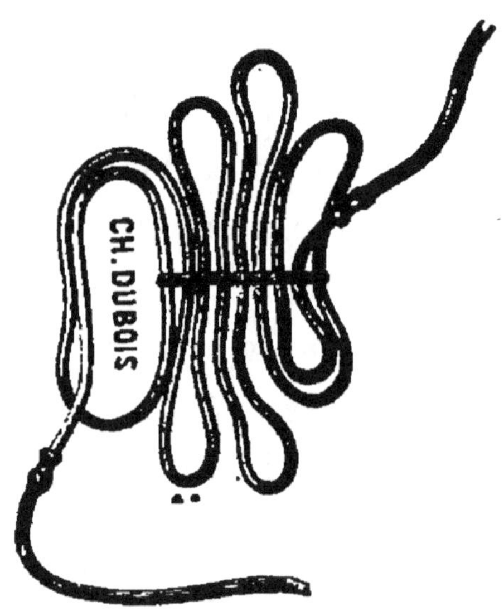

FIG. 23. — Appareil réfrigérant.

gommé afin d'éviter l'évaporation de l'eau. Dès que ces compresses s'échauffent, on les renouvelle.

On emploie aussi les vessies de glace, ou mieux l'appareil réfrigérant (fig. 23).

Cet appareil consiste en un tube enroulé sur

lui-même et terminé à ses deux bouts par un tube de caoutchouc. La plus grande partie des tours du tube repose sur l'apophyse mastoïde derrière l'oreille, tandis que seuls les deux premiers tours sont placés au-devant du pavillon ; on fixe cet appareil en place au moyen d'un ruban passé autour de la tête. On fait plonger le tube supérieur dans un récipient rempli d'eau et placé sur un plan plus élevé que la tête (environ 50 centimètres au dessus); on amorce le système en aspirant légèrement à l'extrémité d'un autre tube de caoutchouc qui plonge dans un vase déposé à terre.

Avec cet appareil, on peut obtenir des températures de 10 à 15 degrés, qui produisent le même effet que de la glace pilée.

Si l'on abaisse davantage la température de l'eau, il faut interposer une couche de ouate entre l'appareil et la peau.

Ces applications froides sont faites, suivant les cas, pendant une durée de une à douze heures. Quand l'eau est épuisée dans le vase supérieur, il suffit de remplacer celui-ci par le vase qui repose à terre. Nous conseillons aussi, pour faciliter l'écoulement de l'eau, de placer à l'union des tubes de caoutchouc avec ceux de l'appareil un fil de fer en spirale qui empêche ainsi le tube en caoutchouc de se couder.

Application de la chaleur. — A cet effet, on emploie les compresses plongées dans de l'eau chaude ou des cataplasmes de fécule. La fécule est délayée dans l'eau tiède nécessaire pour en faire une pâte sur laquelle on jette de l'eau bouillante saturée d'acide borique. On y trempe plusieurs bandes de tarlatane dont on a enlevé préalablement l'apprêt par l'immersion dans l'eau. On recouvre ce cataplasme d'une toile gommée.

Révulsifs. — On appelle ainsi des agents stimulants destinés à déterminer vers la peau l'afflux d'une certaine quantité de sang.

On utilise ainsi les *bains de pied* dans lesquels on a mis une forte poignée de sel ordinaire ; ils doivent durer dix minutes. Puis on essuie les pieds, et on met immédiatement une ou deux paires de chaussettes de laine.

Les *sinapismes* se posent sur les mollets ou sur la face interne des cuisses. On les déplace de temps en temps, on les promène de manière à produire une vive rougeur de ces parties.

Comme révulsifs locaux, on a recours aux *vésicatoires* derrière les oreilles, aux *frictions* avec de l'huile de croton, ou avec la pommade stibiée, ou mieux aux badigeonnages de teinture d'iode. On les a utilisés chez les sujets lymphatiques atteints d'otorrhée rebelle.

On a encore recommandé l'application des pointes de feu sur l'apophyse mastoïde.

Purgatifs. — On les utilise comme révulsifs ou comme évacuants. Ils ont la propriété de provoquer dans les intestins un afflux de sang qui augmente la sécrétion des mucosités intestinales, lesquelles ramollissent les matières fécales et en facilitent l'expulsion. Le sang affluant dans les intestins se porte avec moins de force et en moins grande quantité vers la tête.

Comme purgatifs, on peut employer le sulfate de magnésie ou le sulfate de soude. Dans certains cas, on fait usage de ces sels à la dose de 10 grammes que l'on prend à jeun dans une tasse de bouillon aux herbes ou de thé. On recommence cette purgation pendant trois jours consécutifs ou tous les deux jours, suivant les cas.

On peut encore avoir recours à l'eau de Pullna, de Rubinat, etc.

Électricité. — Pour électriser l'oreille, on se sert de courants continus (électricité vol-

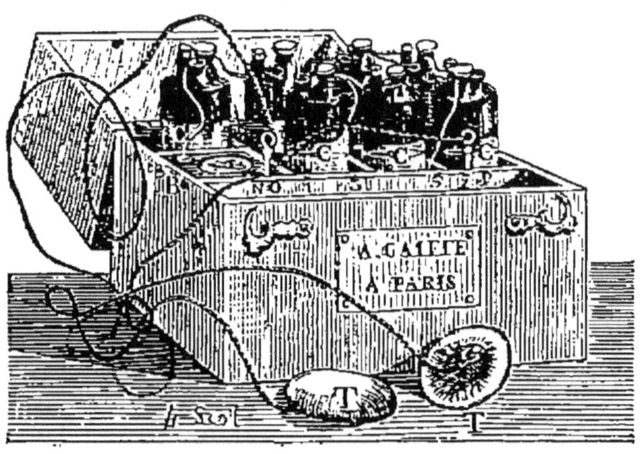

FIG. 24. — Pile à courants continus.

taïque), ou des courants d'induction (électricité faradique).

Pour les courants continus, on fait usage
d'une pile au bisulfate de mercure ou au
chlorure de zinc (fig. 24), munie d'un galvanomètre qui indique la quantité d'électricité employée, et d'un collecteur qui est destiné à faire
entrer un à un les éléments dans le circuit.

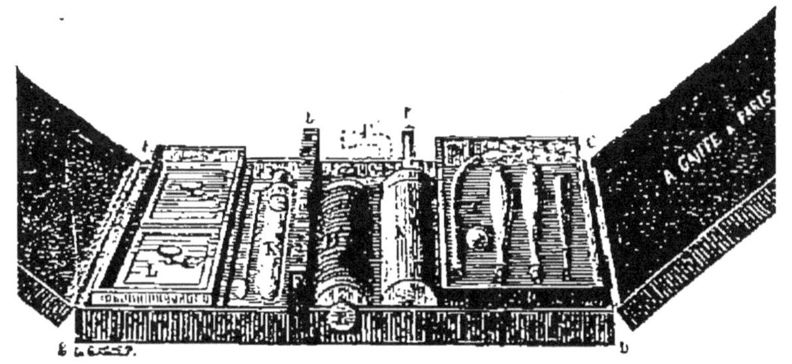

FIG. 25. — Pile à courants d'induction.

Les courants faradiques sont donnés par
une pile munie d'une bobine (fig. 25).

Qu'il s'agisse du courant continu ou du
courant d'induction, une des électrodes est
tenue à la main, ou fixée sur la nuque, la
seconde est appliquée au-devant du tragus, ou
engagée dans le conduit; dans ce cas, au lieu
d'une plaque recouverte de peau de chamois,

on se sert d'une tige en métal sur laquelle on a enroulé du coton mouillé.

Les séances d'électricité durent de cinq à dix minutes ; elles sont répétées une ou deux fois tous les jours. En général, on ne dépasse pas 5 à 10 milliampères, chiffre qu'on lit sur le galvanomètre pour le courant continu.

Pour l'électricité faradique, on a soin de tirer la bobine R, de manière que le courant soit facilement supporté par le malade.

En plaçant le pôle positif à l'oreille, on diminue les bourdonnements ; en y appliquant le pôle négatif, on agit favorablement sur la surdité.

Moyens prothétiques. — La prothèse auriculaire n'a pas encore donné tous les résultats auxquels on est en droit de s'attendre ; cependant, dans certains cas, elle peut rendre de réels services.

On classe les appareils de prothèse auriculaire sous trois chefs principaux :

a) Les tympans artificiels ;

b) Les appareils acoustiques ;

c) Les audiphones et dentaphones.

a) *Tympans artificiels*. — On donne ce nom aux différents pansements ou aux divers instruments proposés pour remédier aux perforations du tympan.

C'est à Marcus Banzer, en 1640, que revient l'honneur d'avoir proposé l'emploi d'un tympan artificiel pour obvier à l'absence ou à la perforation de la membrane tympanique.

Après lui, Itard recommanda l'usage d'une boulette de coton que vulgarisa l'Américain Yearsley. Mais on reconnut bientôt que, pour obtenir de cette boulette tout l'effet désirable, il fallait la maintenir dans un constant état d'humidité : c'est dans ce but que Turnbull, en 1849, mit à profit les propriétés hygrométriques de la glycérine pour en imprégner le coton dont il se servait.

En 1853, Toynbee fit construire un tympan composé d'une lame de caoutchouc très mince de la dimension de la surface tympanale ; au centre de cette plaque était fixée une tige d'argent terminée à son extrémité externe par un anneau destiné à mettre en place l'instrument (fig. 26). Mais ce tympan a l'inconvénient de produire un bruit désagréable dans l'oreille pendant la mastication ; de plus, la

FIG. 26. — Tympan artificiel de Toynbee.

plaque en caoutchouc peut se détacher de sa tige et tomber dans l'oreille moyenne. Aussi, pour remédier à ces inconvénients, Lucae imagina de substituer à la tige métallique un tube de caoutchouc large de 2 millimètres, qu'il fixa à la lame vibrante au moyen d'une solution de caoutchouc.

De nombreux modèles de tympans artificiels ont été proposés : une rondelle de toile ou de coton, un disque en papier ou en taffetas, un fil métallique flexible sur lequel on enroule de la ouate, etc.

L'emploi du tympan artificiel est indiqué dans les cas de perforation du tympan, sans perte totale des osselets. Il faut rejeter son usage s'il y a inflammation aiguë ou suppura-

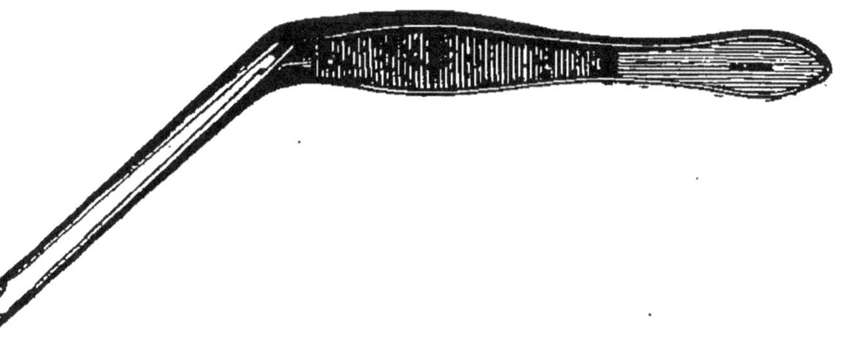

Fig. 27. — Pince de Trœltsch.

tion abondante de la caisse, et quand il y a absence de l'étrier.

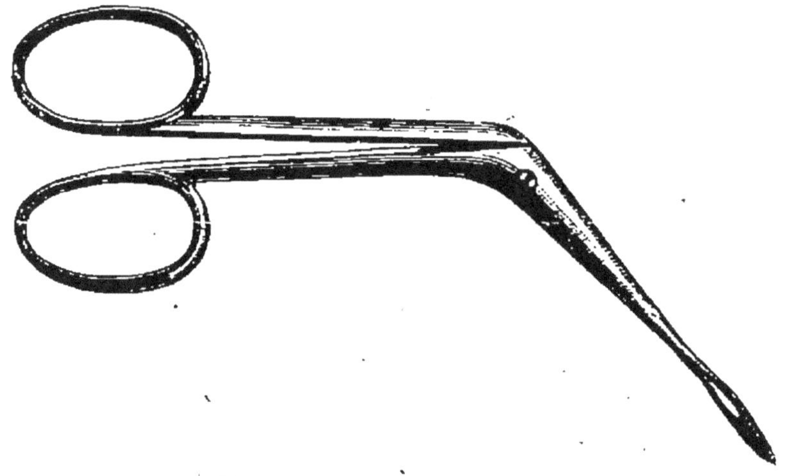

Fig. 28. — Pince à anneaux.

De tous ces appareils, nous préférons celui

que nous allons décrire. Il consiste en un disque de ouate antiseptique (à l'acide borique, à l'acide salicylique, au sublimé), que l'on a comprimé fortement de manière à lui donner une épaisseur de 1 millimètre environ. On le saisit entre les mors d'une pince (fig. 27 ou fig. 28) et on l'imbibe légèrement au moyen d'une solution :

Acide borique......................	1 gr. 00
Glycérine......................	20　00
Alcool à 90°......................	5　00
Eau distillée......................	10　00

Ou :

Sublimé corrosif......................	0 gr. 10
Vaseline......................	100　00

Ou encore :

Teinture de Benjoin.

On enlève l'excédent de liquide avec un papier buvard ou un morceau de toile.

On introduit alors le disque dans le conduit en le tenant perpendiculairement à l'axe de ce canal, et en ayant soin d'en suivre toutes les flexuosités. On le pousse ainsi jusqu'au tympan ; arrivé en cet endroit, le malade éprouve une sensation désagréable, souvent même une légère douleur ; on lâche alors le disque. On termine l'opération en appliquant avec soin les bords de la rondelle de coton sur les restes de la membrane.

Il ne faut pas désespérer, si l'on échoue dans les premières applications, car ce n'est souvent qu'après les essais multipliés que l'on arrive à placer l'instrument d'une façon favorable.

Le tympan artificiel peut rester en place pendant quelques jours sans déterminer aucun trouble ; dans certains cas même, des malades ont pu le conserver pendant plusieurs mois.

Cependant il est bon de ne le porter que pendant quelques heures au début, et de l'enlever tous les soirs, car son emploi immodéré pourrait donner lieu à des bourdonnements, à des vertiges et au retour de la suppuration.

De temps en temps, il est nécessaire de faire un nettoyage complet de la caisse et du conduit, au moyen d'une injection antiseptique.

L'usage de ce tympan artificiel permet de faire des instillations, le soir, après qu'on a retiré cet appareil, comme nous le conseillons; on évite ainsi de ramener l'écoulement.

Certains malades n'aiment pas à se servir de la pince. Dans ce cas, il vaut mieux passer au milieu du disque un fil dont l'extrémité sera enfilée dans une pince (fig. 29) percée d'un trou

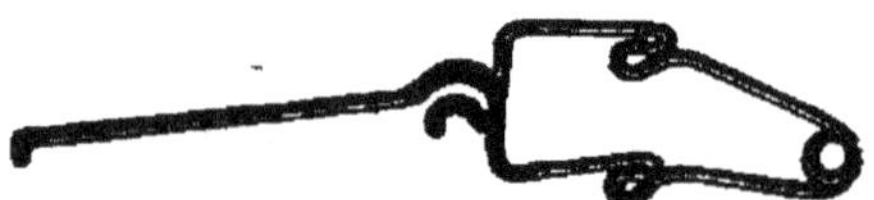

FIG. 29. — Pince de Gruber.

à l'extrémité d'une de ses branches, ce qui permet de porter facilement le disque au fond de l'oreille. Arrivé à l'endroit voulu, on lâche le fil, et on retire la pince, en laissant dans le conduit l'appareil et son fil.

Pour enlever le tympan artificiel, il suffit,

dans ce cas, de saisir le fil ; tandis qu'autrement il faut aller chercher la rondelle au moyen de la pince qui a servi à la placer. Aussi ce procédé est-il moins recommandable que le précédent.

Dans toutes ces manœuvres, il est bon de redresser le conduit en tirant le pavillon légèrement en haut et en arrière.

Récemment on a conseillé de fermer la perforation au moyen de la pellicule de la coquille de l'œuf.

Quant aux appareils vendus sous le nom de tympans artificiels, non seulement ils n'ont rien de scientifique, mais encore ils sont absolument impropres à remplir le but que l'on s'est proposé : fermer la perforation afin de rendre l'ouïe. Heureux même quand ils n'occasionnent pas des accidents comme il est donné aux médecins de l'observer assez fréquemment.

b) Appareils acoustiques. — L'origine de ces appareils spéciaux pour remédier à la surdité remonte aux temps les plus reculés : les uns sont portatifs (cornets), les autres sont destinés à rester à demeure (fauteuils, pupitres, guéridons, etc.).

Le principe qui préside à leur construction est le suivant : recueillir et renforcer le son pour le transmettre à l'oreille des personnes sourdes. Mais, malheureusement, ce renforcement du son est souvent tel qu'il devient diffus. L'instrument est alors plus nuisible qu'utile. C'est pour cela que tant de personnes dures d'oreilles deviennent totalement sourdes par l'emploi immodéré de ces appareils. Aussi faut-il recommander aux sourds, à qui l'on conseille d'avoir recours à la prothèse auriculaire, de choisir des instruments qui ne renforcent pas trop le son.

Il ne faut jamais se servir des appareils acoustiques à demeure : fauteuils, guéridons, etc., inventés peut-être moins dans le but de rendre de réels services, que dans celui de favoriser l'exploitation d'un produit lucratif.

Les cornets portatifs se font en métal, en ivoire, en gutta-percha, en caoutchouc durci, en cuir bouilli, etc. Les cornets métalliques

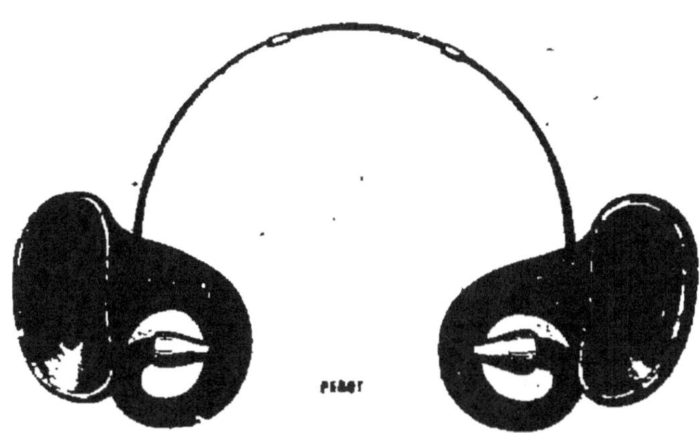

FIG. 30. — Cornet d'Itard.

renforcent trop le son et le rendent confus, les autres ne le renforcent pas suffisamment.

Les uns tiennent seuls dans

FIG. 31. — Cornet acoustique.

l'oreille (fig. 30), les autres sont tenus à la main. Leurs formes et leurs dimensions varient à l'infini : les uns sont disposés à la façon des lunettes d'approche (fig. 31), les autres ont leur tube recourbé plusieurs fois afin de les rendre

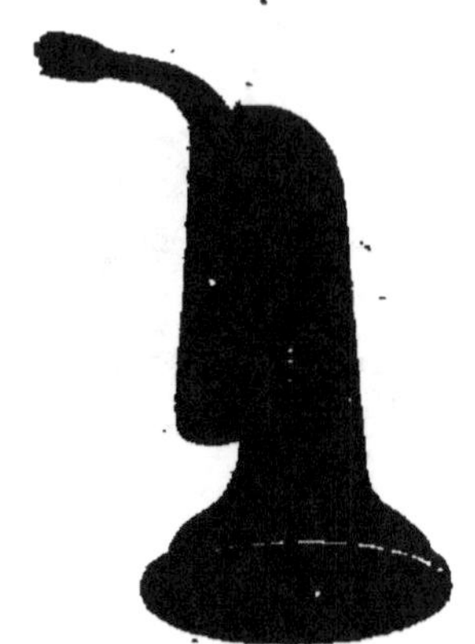

FIG. 32. — Cornet de Bonnafond.

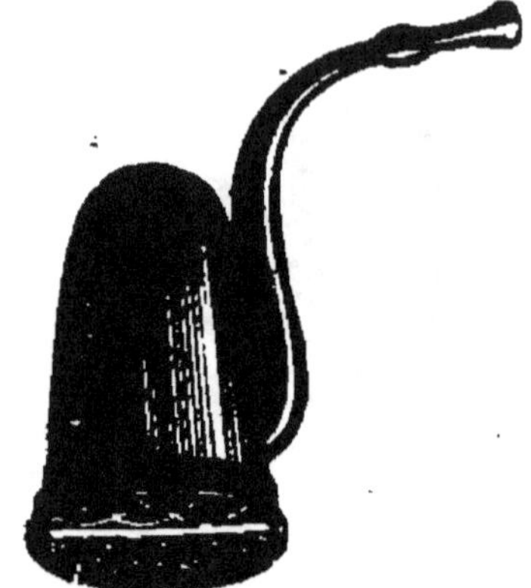

FIG. 33. — Modèle anglais

plus portatifs (fig. 32 et 33). D'autres sont composés d'un embout appliqué dans le méat relié par un tube de caoutchouc à un pavillon placé dans la main de l'interlocuteur (fig. 34). Ce tube peut être recouvert d'une spirale de fil métallique, ce qui augmente la puissance de cet appareil.

Récemment Mgr Verrier a remédié à l'un des plus grands défauts de tous ces instruments par l'emploi d'un tube en caoutchouc entouré d'une chemise d'étoffe ample, destinée à amortir le son (fig. 35).

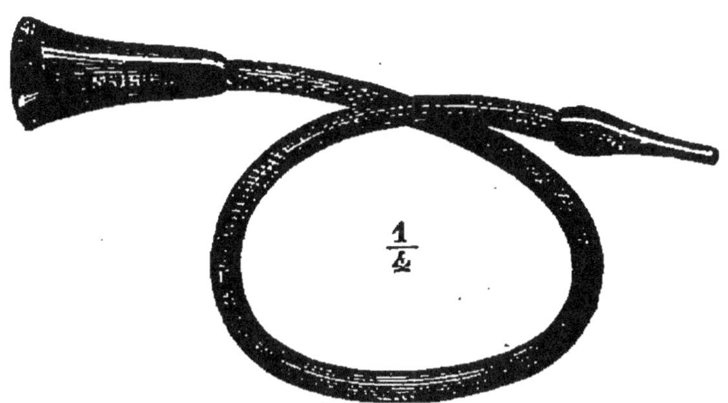

FIG. 34. — Cornet acoustique avec tube élastique.

c) Audiphones. Dentaphones. — Depuis un temps immémorial, les Chinois se servent de

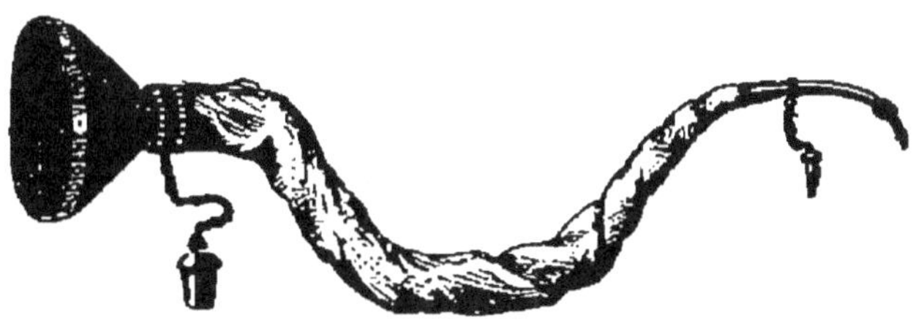

FIG. 35. — Audigène Verrier.

bâtons terminés d'un côté par une crosse qui s'applique sur le larynx de la personne qui parle, tandis que l'autre extrémité est saisie entre les dents du sourd.

M. Rhodes, de Chicago, a inventé un instrument, *audiphone*, consistant en une lame de caoutchouc durci, maintenue convexe au moyen de fils. Cette plaque est appliquée sur les dents de la mâchoire supérieure pendant que l'interlocuteur parle en face.

Le *dentaphone* consiste en une plaque de métal fixée à l'extrémité d'un entonnoir de bois et en face de laquelle se place l'interlocuteur. Un fil partant au milieu de cette plaque aboutit à une petite planchette que le sourd tient entre les dents. Ceci rappelle le procédé qu'employait Beethoven devenu sourd : cet artiste plaçait un morceau de bois sur son piano et en saisissait l'autre extrémité entre les dents quand il composait.

Pour ce qui est des instruments, tels que cannes, éventails, etc., nous n'en parlerons pas, attendu qu'ils n'ont jamais été d'aucune utilité aux sourds qui pensaient pouvoir ainsi remédier à leur infirmité.

CHAPITRE VI

EXAMEN DU CONDUIT AUDITIF ET DE LA MEMBRANE DU TYMPAN

Pour explorer ces parties, on place le malade près d'une fenêtre éclairée par la lumière diffuse du jour, ou encore près d'une lampe à gaz munie d'un *appareil de concentration* (fig. 36), ou près d'une lampe à pétrole, de manière que la flamme soit située au niveau et un peu en arrière de l'organe.

Mieux vaut faire asseoir le malade en lui conseillant d'incliner légèrement la tête sur l'épaule opposée.

Le médecin, tenant à la main un réflecteur ou *miroir concave* (fig. 37), en dirige les rayons sur l'oreille de manière à les renvoyer le plus parallèlement possible à son axe.

Si dans quelques cas, pour apercevoir le tympan, il suffit de tirer le pavillon en haut et

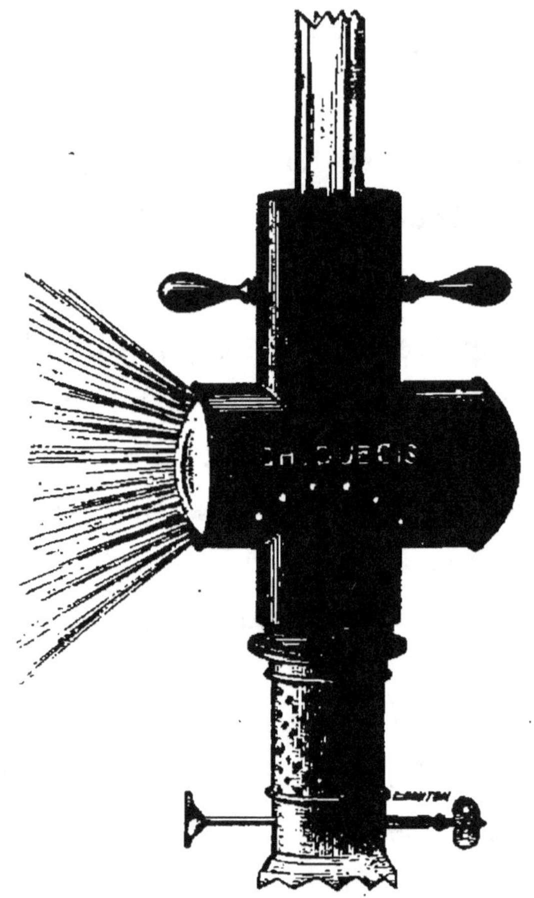

FIG. 36. — Lampe avec appareil de concentration.

en arrière de manière à redresser la portion fibro-cartilagineuse du conduit, la plupart du temps on doit avoir recours à un instrument appelé *speculum auris* (fig. 38), en caoutchouc durci, qui a la forme d'un petit entonnoir dont l'extrémité amincie est circulaire.

Pour introduire cet ins-

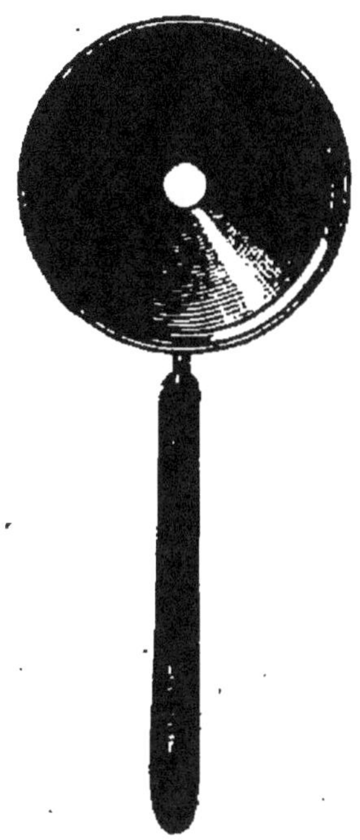

FIG. 37. — Miroir concave.

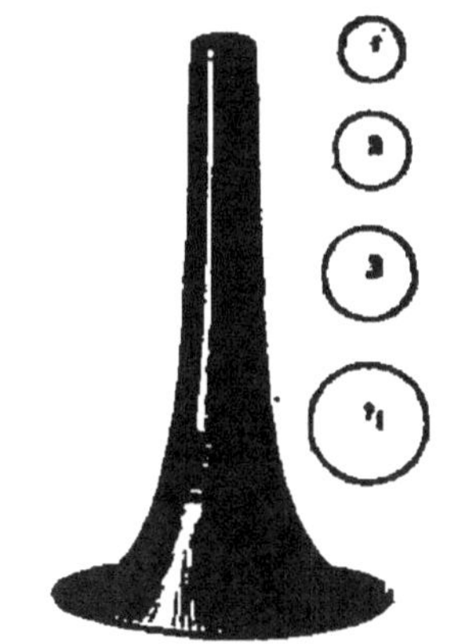

FIG. 38. — Spéculum auris.

trument dans le conduit, on redresse, comme nous venons de le dire, la portion membraneuse du canal avec la main gauche pendant que, de la main droite, on enfonce le speculum avec douceur, en suivant la paroi supérieure et en l'inclinant légèrement en arrière tout en lui faisant exécuter un mouvement de vrille à mesure qu'il pénètre dans le conduit auditif. S'il dépasse la portion osseuse, le speculum

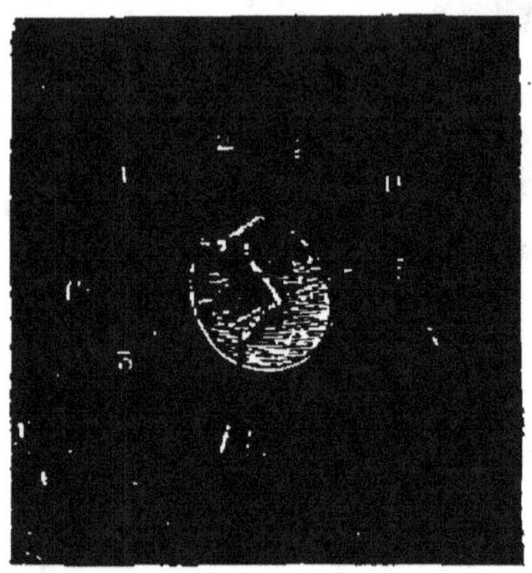

FIG. 39. — Tympan.
1, apophyse externe ; 2, membrane de Schrapnell ; 3, pli antérieur 4, pli postérieur ; 5 manche du marteau ; *tl* triangle lumineux.

produit une sensation pénible, et détermine même des quintes de toux.

La membrane tympanique (fig. 39) se présente sous forme d'une cloison gris terne, déprimée à son centre (ombilic). A sa partie supérieure, on aperçoit une petite saillie blanchâtre : c'est l'apophyse externe du marteau, avec le manche duquel elle se continue en bas et en arrière sous forme d'une ligne blanc jaunâtre. A la partie inférieure du manche est le triangle lumineux, dont la base est dirigée vers la périphérie, et le sommet vers l'ombilic. De l'apophyse externe partent les replis allant en avant et en arrière vers le cadre osseux. La partie du tympan située au-dessus de l'apophyse externe porte le nom de membrane de Schrapnell.

CHAPITRE VII

MALADIES DE L'OREILLE

I. — MALADIES DE L'OREILLE EXTERNE

Elles comprennent les affections du pavillon et celles du conduit.

a) MALADIES DU PAVILLON

A. *Contusion*. — La contusion est produite par une pression sans solution de continuité de la peau avec écrasement des téguments et production d'ecchymoses ou d'épanchement sanguin, parfois même avec rupture du cartilage.

Elle peut avoir pour cause un bandage trop serré (coiffure) comprimant le pavillon, une chute ou un coup sur le côté de la tête.

Le traitement consiste en applications de compresses résolutives d'alcool camphré, d'eau blanche. de teinture d'arnica, etc. Dans les cas de vive inflammation, on retire de bons résultats de l'emploi d'un tube réfrigérant (fig 23), permettant d'établir un courant d'eau froide sur le pavillon.

B. *Plaies*. — Elles sont dues à des instruments piquants, tranchants ou contondants.

Les premières sont ordinairement produites par la perforation du lobule, dans le but d'y accrocher des boucles d'oreilles. Chez les lymphatiques et les scrofuleux, cette perforation peut être le point de départ d'un eczéma ou d'un érysipèle. Le poids de ces objets de parure et la nature même de la constitution de l'individu déterminent souvent la division du lobule.

Les plaies par instruments tranchants ne sont pas graves, si l'on a soin de rapprocher les bords de la solution de continuité. Si le pavillon est détaché entièrement, il faut essayer de le remettre en place et de le suturer. En Orient, on a remplacé par transplantation d'oreilles coupées sur le vivant les oreilles perdues qui avaient été enlevées à des prisonniers de guerre ou à des criminels.

Les plaies contuses déterminées par les armes à feu et les morsures s'accompagnent parfois de perte de substance pouvant donner lieu à des accidents syphilitiques si l'agresseur, dans ce dernier cas, est porteur de plaques muqueuses à la bouche.

Γ. *Gelure.* — La gelure se montre habituellement sous forme d'érythème. Elle est due à l'action du froid humide, principalement chez les jeunes sujets lymphatiques ou strumeux.

L'affection se caractérise par une rougeur et une tuméfaction de l'oreille qu'exaspère la chaleur. Le pavillon devient luisant, se déforme et se couvre de phlyctènes remplies d'un liquide brun ou noirâtre ; puis le derme s'ulcère et se recouvre d'une croûte jaune brunâtre.

Le traitement consiste en applications de teinture d'iode, de glycérine au borax, de collodion iodoformé. A l'intérieur, il est utile de faire usage d'huile de foie de morue, de sirop d'iodure de fer, de vin iodo-tanique.

Δ. *Eczéma*. — L'eczéma se développe d'emblée sur le pavillon ou succède à une lésion semblable de la face ou du cuir chevelu. Il survient à la suite d'otorrhée, de perforation du lobule, etc. Les enfants strumeux y sont prédisposés ainsi que les jeunes filles à l'époque de la puberté, et les femmes au moment de la ménopause.

L'eczéma aigu est généralement lié à la scrofule. Il débute par une rougeur et un gonflement auxquels succède bientôt un développement de vésicules nombreuses, serrées, à contenu séreux qui s'ouvrent pour laisser à nu une surface humide recouverte de croûtes d'un jaune clair. Les ganglions lymphatiques s'engorgent et s'abcèdent. Les patients se plaignent de tension douloureuse, de chaleur avec démangeaison pénible.

Dans l'eczéma chronique, le pavillon se déforme, les saillies et les dépressions s'effacent.

Le traitement consiste en lotions émollientes, en pulvérisations d'eau additionnée d'acide borique. On peut encore recourir à l'emploi de cataplasmes, d'eau amidonnée et saturée d'acide borique (voir page 62).

Dans les cas chroniques, après avoir fait tomber les croûtes à l'aide de cataplasmes ou de la vapeur d'eau, on fait usage de caoutchouc vulcanisé dont on applique une feuille sur l'endroit malade. Quand la peau est devenue lisse, on utilise une des formules suivantes :

> Oxyde de zinc.................... 0 gr 50
> Vaseline......................... 10

Ou :

> Précipité blanc................. 0 gr. 50
> Vaseline........................ 12

A l'intérieur, on recommande l'usage de l'huile de foie de morue, de sirop antiscorbutique, de sirop d'iodure de fer, de sirop iodotanique, etc.

E. *Hématome*. — L'hématome est une tumeur sanguine qui se rencontre fréquemment chez les alienés et chez les lutteurs. L'hématome est dû à un traumatisme ou à un trouble de circulation cérébrale, et à des altérations de la structure du périchondrè. Une lésion de certaines parties du bulbe cérébral (les corps restiformes) peut donner lieu à une hémorragie du pavillon.

La tumeur se présente sous forme de saillie arrondie, bleuâtre, luisante, fluctuante au centre et dure à la périphérie ; elle occupe généralement l'espace compris entre l'hélix et l'anthélix ou encore la conque.

Des compresses résolutives peuvent faire disparaître les tumeurs récentes. Parfois on est obligé de les ponctionner ou de les inciser afin d'en obtenir la guérison. Consécutivement on a recours à la compression et au pansement antiseptique.

z. *Tumeurs*. — On rencontre encore sur le pavillon des tumeurs malignes : *sarcomes* et *épithéliomes*, qui ne diffèrent en rien de celles qui se développent sur les autres parties de la peau.

On doit encore signaler les *tophus*, tumeurs crétacées qui ne sont autre chose, chez les goutteux, que des dépôts d'urates.

b) MALADIES DU CONDUIT AUDITIF EXTERNE

A. *Plaies*. — Si elles sont localisées aux parties molles, elles ne sont pas graves. Elles proviennent, en général, de tentatives d'extraction des corps étrangers. Nous avons vu se produire une plaie de la paroi postérieure du conduit et de la peau recouvrant l'apophyse mastoïde chez une dame qui, en se retournant brusquement sur son oreiller, s'était enfoncé une épingle à cheveux dans le conduit.

B. *Corps étrangers*. — Les corps étrangers sont vivants ou inanimés.

Parmi les premiers, on cite les vers, les punaises, les puces ou les mouches qu'attire l'odeur du pus. Nous avons trouvé dans le conduit un acarus qui vit souvent dans la racine de guimauve. C'est en faisant une injection avec une infusion de cette plante que l'animal fut introduit dans l'oreille.

Comme corps inanimés, citons les haricots, les pois, les noyaux de fruits, la mie de pain, le papier, les cailloux, les perles, les grains de plomb, les boutons.

Les accidents occasionnés par ces divers corps étrangers sont variables. Ils passent quelquefois inaperçus, mais ordinairement ils produisent une gêne légère, des bourdonnements, un peu de surdité ; d'autres fois, ils déterminent des vertiges, des bruits violents, de la lourdeur de tête, de la céphalalgie, de la toux et même de l'épilepsie.

Rein cite le cas d'un malade qui, pendant près de quarante ans, garda dans l'oreille une dent cariée, sans éprouver aucun malaise. Politzer cite un fait analogue à propos d'un bout de crayon qui resta plus de quarante-cinq ans dans le conduit d'un de ses clients.

L'examen du conduit révèle la présence du corps étranger.

Le traitement varie avec la nature du corps étranger. On doit d'abord faire des injections d'eau tiède à l'aide d'une seringue ou d'un irrigateur, dont le robinet est ouvert au quart. Il faut avoir soin de redresser la courbure du conduit en tirant le pavillon en haut et en arrière. Dans d'autres cas, il est bon de percer et même de diviser le corps étranger au moyen du galvanocautère, s'il s'agit d'un corps gonflé par l'eau.

Si l'on n'extrait pas ainsi le corps étranger on a recours à l'emploi d'un stylet dont l'extrémité est aplatie et recourbée de manière à pouvoir être passée en arrière du corps étranger qu'on attire alors à soi.

On a encore utilisé les agglutinatifs : colle, cire, etc., pour fixer un pinceau sur le corps étranger afin de le retirer dès qu'il est suffisamment adhérent.

Il n'est pas inutile d'insister sur ce qui se passe ordinairement quand un enfant s'introduit un objet dans l'oreille : la mère, après avoir fait d'inutiles efforts pour le saisir,

le repousse en général plus profondément ;
c'est alors qu'elle se rend chez un pharmacien,
qui, à son tour, se sert de pinces non appro-
priées pour retirer ce corps placé dans un
organe dont il ne connaît pas la structure, et
le refoule plus profondément en déterminant
tout au moins des déchirures de la peau et des
hémorragies du conduit, quand il ne perfore
pas le tympan. Aussi engageons-nous toujours les parents à conduire l'enfant chez le
médecin avant toute tentative d'extraction,
qui non seulement peut amener une surdité
pour le reste de l'existence, mais encore des
désordres pouvant occasionner la mort.

r. *Cérumen*. — La sécrétion cérumineuse est
quelquefois tellement abondante qu'elle s'ac-
cumule dans le conduit dont elle détermine
l'obstruction.

Celle-ci peut venir lentement et rester
incomplète jusqu'au jour où un coup ou bien
l'emploi d'un cure-oreille le déplace et le
refoule vers le tympan. Les individus qui
plongent ou s'introduisent de l'eau dans

l'oreille sont exposés à voir gonfler le bouchon cérumineux qui bouche ainsi le canal en produisant la surdité.

Les affections furonculeuses, l'eczéma, le psoriasis, engendrent une desquamation épithéliale abondante qui, mêlée au cérumen, détermine des bouchons obturateurs. Ceux-ci sont généralement composés de cérumen, de cellules épidermiques, de poils, de matière sébacée, de cholestérine, d'oléine et de savon de potasse.

La diminution de l'ouïe n'est appréciable que quand le bouchon remplit toute la lumière du conduit. Il se produit alors des bourdonnements et des étourdissements. Le diapason placé sur le crâne est mieux entendu par l'oreille malade.

L'examen de l'oreille fait découvir la présence de ce bouchon qui cache le tympan.

Lorsque le bouchon n'est pas trop dur, une injection peut le faire sortir, mais il faut avoir soin d'employer de l'eau tiède.

Après son expulsion, on essuie le canal

avec une tige garnie de ouate hydrophile et l'on conserve du coton dans l'oreille, pendant quelques jours, afin d'éviter les refroidissements.

Si le bouchon est dur, on le ramollit préalablement au moyen d'instillations tièdes de quelques gouttes d'une solution boriquée :

    Acide borique....................... 1 gr.
    Glycérine....................·.... ⎫ ââ.. 15
    Eau distillée.. .... ⎭

On répète ces instillations deux ou trois fois par jour, en les conservant pendant quelques minutes dans l'oreille. Le bouchon se ramollit ; les bourdonnements et la surdité peuvent alors augmenter, mais ces phénomènes disparaissent à la suite de l'injection que l'on aura soin de ne pas faire trop brusquement, car on pourrait déterminer non seulement des vertiges, mais encore une rupture de la membrane du tympan avec perte consécutive de l'ouïe.

C'est ici le lieu de faire remarquer que jadis on abusait de l'éther et du chloroforme pour faire dissoudre le cérumen ; ces produits ont le grave inconvénient d'amener une inflammation vive de l'oreille, une otite externe diffuse.

Δ. **Otites externes.** — Les otites externes sont circonscrites ou diffuses.

α. *L'otite circonscrite* est caractérisée par une sensation de chaleur et de douleur localisée en un point du conduit auditif externe. Cette douleur s'irradie dans les parties voisines et est exagérée par le mouvement des mâchoires ou la traction du pavillon.

Souvent même, avant d'introduire le *speculum auris* dans le conduit, on aperçoit une saillie de la paroi qui paraît rouge tout d'abord, est sensible au toucher et s'ouvre bientôt à son sommet pour donner issue à du pus ou à un bourbillon en faisant cesser alors toute la série des accidents.

Les traitements que l'on conseillait autrefois, c'est-à-dire les cataplasmes [1] et les in-

[1] Ceux-ci ont l'inconvénient de favoriser le développement du *staphylococcus progenes aureus*, microbe spécial à cette affection.

jections, sont aujourd'hui avantageusement remplacés par des badigeonnages du furoncle avec la teinture d'iode, une solution de nitrate d'argent au cinquième, ou d'alcool saturé d'acide borique. Si la résolution n'est pas obtenue par ces moyens, on incise la tumeur avec le bistouri, dès que la suppuration est formée, puis on fait les pansements avec un coton trempé dans une solution antiseptique:

Acide borique........................		1 gr
Alcool .... {	ââ..	15
Glycérine .... }		

Ou:

Acide phénique....................	1 gr.
Glycérine	20

β. L'*otite diffuse* s'observe à la suite de refroidissement, d'injections d'eau froide, d'introduction de liquides irritants, de tentatives d'extraction de corps étrangers ou encore à la suite d'eczéma.

Elle se caractérise par des démangeaisons, de la douleur, de la fièvre, de la diminution de l'ouïe.

A l'examen du conduit, on voit que la peau est rouge, gonflée et recouverte de liquide séreux ou purulent. Le tympan est fréquemment épaissi et sa couche dermique, macérée.

Cette affection, qui ne dure guère qu'une à deux semaines, peut passer à l'état chronique.

Dans ce cas, les parois du conduit sont tuméfiées et tapissées de matières épithéliales qui, étant enlevées par une injection laissent voir une surface rouge, ulcérée et recouverte de granulations.

Comme traitement, on applique quelques sangsues au-devant du tragus, puis on fait quelques injections d'eau boriquée suivies d'instillations de glycérine boriquée.

Si la sécrétion ne tarit pas, on remplit le conduit de poudre d'acide borique finement pulvérisée.

γ. *Otite parasitaire.* — Le conduit peut encore être le siège de parasites végétaux, dont les plus importants sont les aspergillus et le microsporon.

L'*aspergillus* se fixe sur le tympan ou sur la portion osseuse du conduit en donnant lieu à des démangeaisons vives, à des élancements et à de la surdité.

Le microscope révèle la forme du parasite qui appartient aux espèces *nigricans*, *flavescens*, *fumigatus*, etc.

La guérison s'obtient par des injections antiseptiques (eau boriquée, etc.) et par des instillations soit d'alcool saturé de résorcine, soit d'iodure de mercure à 1/5000. Ces instillations sont répétées deux ou trois fois par jour.

Le *microsporon* est le parasite du pityriasis.

E. **Tumeurs.** — Les tumeurs que l'on rencontre le plus fréquemment dans le conduit sont les polypes et les exostoses.

α. *Polypes.* — Les polypes naissent habituellement sur une surface irritée par le contact du pus, au cours d'une otorrhée. En général, ils se trouvent dans la portion osseuse, près du tympan, ou s'insèrent encore sur les bords d'une perforation de cette membrane ; parfois aussi ils prennent naissance dans la caisse.

De forme sphérique ou ovoïde, à surface lisse ou framboisée, les polypes ont habituellement une couleur rougeâtre. Ils sont visqueux, gélatineux ou fibreux.

Ils s'accompagnent d'une suppuration fétide qui recouvre la tumeur. L'ouie est altérée profondément.

Pour les détruire, on a quelquefois recours à une pince à pansement, ce qui détermine souvent une hémorragie sérieuse et une lésion grave de l'oreille moyenne. Il est préférable d'employer un serre-nœud.

Le serre-nœud dont nous nous servons se compose de deux tubes accolés dans lesquels passent des fils (fig. 40). Ces tubes se montent sur une tige portant un anneau auquel viennent se fixer les extrémités du fil. En faisant glisser l'anneau, on réduit l'anse en sectionnant ainsi le polype.

On peut encore employer l'anse galvanique

qui n'est autre qu'un serre-nœud dont le fil est rougi au moyen d'une pile ou d'un accumulateur.

Il est de toute évidence qu'avant d'extraire la tumeur on l'anesthésiera au moyen d'une solution de chlohydrate de cocaïne au dixième.

Chez les personnes pusillanimes, nous employons le procédé suivant : après avoir plongé une pointe de cautère porté au rouge dans le polype préalablement anesthésié, nous y introduisons une tige sur laquelle nous avons fait fondre quelques cristaux d'acide chromique. A la

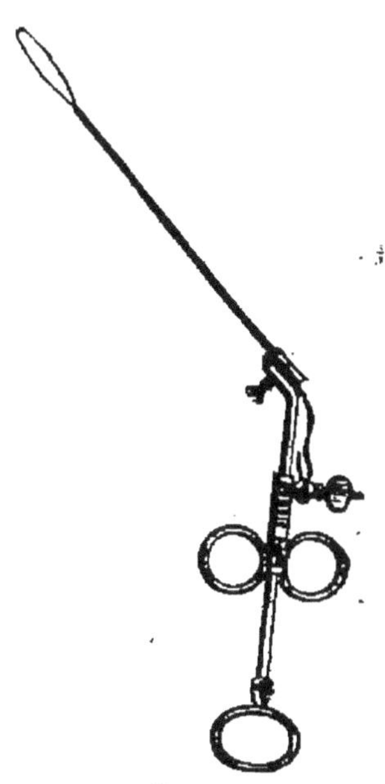

Fig. 40. — Serre-nœud de l'auteur.

suite de cette cautérisation, il se forme une escarre qui tombe au bout de quelques jours, en entraînant ainsi le polype. Ce moyen n'est nullement douloureux, si l'on a la précaution de faire quelques injections d'eau tiède après la cautérisation.

β. *Exostoses*. — Les exostoses sont des tumeurs osseuses développées dans la portion interne du conduit. Elles paraissent se produire principalement chez les sujets qui ont eu des écoulements d'oreilles.

Tantôt il n'existe qu'une seule exostose, tantôt on en découvre deux ou trois qui viennent rétrécir la lumière du canal.

La peau est unie et rosée à la surface de ces tumeurs qui sont dures et douloureuses.

Les malades se plaignent de bourdonnements et de surdité quand des matières épidermiques s'accumulent derrière elles et cachent ainsi complètement le tympan.

Il est nécessaire de pratiquer de fréquentes injections avec une seringue terminée par une sonde assez fine pour pénétrer entre les tumeurs et nettoyer ainsi les parties profondes.

Lorsque les exostoses sont assez volumineuses pour obturer l'oreille, il faut perforer ces tumeurs au moyen du tour des dentistes ou avec la gouge et le maillet ; puis on introduit dans l'ouverture une mèche trempée dans une solution de chlorure de zinc, et par dessus, on fait un pansement antiseptique.

II. — MALADIES DU TYMPAN

a) Plaies. — Les plaies sont produites par des épingles, des cure-oreilles, des branches d'arbre, par des manœuvres maladroites en vue d'extraire un corps étranger, par la compression de l'air dans le conduit, par un coup de poing, un soufflet, ou par un violent ébranlement de l'air dans le cas d'explosion d'armes à feu, ou par compression brusque dans une cloche de plongeur. Ces ruptures du tympan sont encore le résultat d'injections poussées avec force dans le conduit. Elles peuvent accompagner une fracture du rocher.

Ces plaies occasionnent, au moment même de leur production, une douleur vive qui cesse rapidement, et une hémorragie suivie parfois d'inflammation de la membrane et même de l'oreille moyenne avec surdité et bourdonnements.

Si, après avoir étanché le sang, on fait l'examen de l'oreille, on aperçoit la lésion dont le siège et la forme sont variables. Une plaie récente est recouverte d'un peu de sang fluide, et une plaie datant de quelques jours de sang coagulé. Si la déchirure est grande, on aperçoit la paroi interne de la caisse.

Le pronostic de cette affection est ordinairement peu grave ; mais, s'il survient une otite moyenne, le malade peut perdre l'ouïe De plus, quelquefois l'instrument peut occasionner des désordres plus sérieux et blesser par exemple un des vaisseaux voisins de l'oreille, et déterminer ainsi une hémorragie mortelle.

Dans les cas ordinaires, il suffit de boucher le conduit avec de la ouate antiseptique pour voir la guérison survenir en quelques jours. Le malade doit toutefois éviter de se moucher fort, ce qui entraverait le travail de la cicatrisation.

S'il survient de la myringite ou de l'otite moyenne aiguë, il faut instituer un traitement particulier.

b) Inflammation aiguë du tympan ou *myringite aiguë.* — Cette affection est rarement limitée à cette membrane, elle s'étend au conduit et surtout à la caisse.

Elle débute par une douleur avec fièvre chez les sujets nerveux, délire et convulsions chez les enfants. L'ouïe est altérée, le malade accuse des bourdonnements et des battements.

Le tympan est rouge, le manche du marteau injecté, le conduit prend part à l'inflammation. Bientôt la membrane tympanique devient rouge foncé, le triangle lumineux et le manche du tympan sont invisibles. Le tympan se ramollit au point de se rompre au moindre effort pour produire une perforation. Quand l'inflammation diminue, l'apophyse externe apparaît sous forme de point blanc ou jaunâtre, puis la membrane offre une série de stries dues aux fibres radiées de la couche moyenne du tympan. Enfin la membrane reprend sa coloration normale.

Le pronostic n'est généralement pas grave.

Au début, on a recours aux instillations tièdes répétées trois fois par jour avec la solution :

Sulfate neutre d'atropine.......	o gr. 02
Chlorhydrate de cocaïne.......	o gr. 10
Glycérine...................	15 gr. 00

dont on verse quelques gouttes dans l'oreille.

En même temps on emploie les bains de pieds sinapisés et les purgatifs. En cas de douleur très vive, on place une sangsue au-devant du tragus.

c) *Inflammation chronique du tympan* ou *myringite chronique.* — En général, elle succède à la myringite aiguë, et ce n'est que rarement qu'elle apparaît d'emblée. Elle s'accuse par des démangeaisons, des bourdonnements et de la surdité.

Le tympan est rougeâtre, épaissi, recouvert par places de pus fétide, quelquefois ulcéré et même perforé.

On recommande les instillations astrin-
gentes, au nitrate d'argent, au sulfate de zinc,
à l'acide lactique, etc...

d) Épaississement du tympan. — Il est dû à
une otite externe avec myringite, ou à une
otite moyenne. La membrane devient opaque,
fibreuse, blanchâtre. Dans certains cas même,
il se forme des dépôts de sels calcaires appe-
lés *plaques* ou *taches* calcaires.

L'ouïe est diminuée. Pour remédier à cet
inconvénient, on a proposé de faire une opération appelée *myringotomie* qui consiste à
inciser la membrane du tympan, pour permettre au son d'arriver plus facilement à
l'oreille interne.

III. — MALADIES DE L'OREILLE
MOYENNE

Les maladies de l'oreille moyenne comprennent les maladies de la caisse, de l'apophyse mastoïde et de la trompe d'Eustache.

a) MALADIES DE LA CAISSE

α. *Lésions traumatiques.* — Elles sont dues à la pénétration à travers le tympan d'un instrument piquant ou à un traumatisme qui agit sur les parois du crâne. Il s'ensuit une hémorragie par le conduit avec douleurs, bourdonnements et surdité. S'il y a fracture du crâne, il s'écoule par l'oreille un liquide séreux qui vient de la cavité crânienne (liquide céphalo-rachidien).

A la suite de ces blessures, on constate une inflammation de la caisse, une destruction de la chaine des osselets et des troubles graves de l'audition.

On enlève les corps étrangers qui ont pu pénétrer dans la caisse qu'on nettoie ensuite au moyen d'une injection. On prévient l'inflammation par l'application de tubes réfrigérents autour de l'oreille et par l'introduction de coton dans le conduit.

β. *Corps étrangers.* — Ils proviennent en général du conduit, d'où ils ont été poussés dans la caisse, à la suite de manœuvres intempestives. On a même vu un éclat d'une seringue en caoutchouc, qui avait servi à faire des injections nasales, pénétrer dans la caisse par la trompe d'Eustache.

Ces corps étrangers doivent être extraits au moyen d'injections d'eau tiède faites par le canal auditif ou par la trompe d'Eustache ; au besoin, on a recours à l'emploi d'instruments appropriés, et dans certains cas même, on doit détacher le pavillon de la paroi postérieure du conduit de manière à arriver plus facilement dans l'oreille moyenne.

γ. *Inflammation aiguë de l'oreille moyenne* ou *otite moyenne aiguë*. — Fréquente chez les enfants, elle résulte d'une inflammation de la cavité naso-pharyngienne, d'une lésion traumatique, d'une injection d'eau froide dans le conduit ou d'une irrigation nasale mal faite. Elle peut encore être due à un refroidissement général.

Elle se développe aussi au cours d'une pneumonie, d'une fièvre typhoïde, d'une scarlatine, d'une variole, d'une fièvre puerpérale, d'une diphtérie. Enfin, il n'est pas rare de l'observer chez les personnes atteintes de scrofule ou de tuberculose.

Le malade se plaint de tension, de plénitude dans l'oreille, de diminution de l'ouïe, de bruissements et de bourdonnements. Parfois il accuse une douleur assez vive, s'irridiant dans la partie correspondante de la tête.

La membrane est rosée, le manche du marteau injecté. Si l'inflammation est plus intense, le tympan prend une coloration rouge écarlate ou livide ; ses différentes couches s'infiltrent et se ramollissent pendant qu'il se forme dans l'intérieur de la caisse un exsudat muqueux qui devient rapidement muco-purulent. Le tympan se perfore pour donner passage à ce liquide qui s'écoule dans le conduit et souvent même le long de la joue.

Les douleurs, vives jusqu'à ce moment, se calment, et tous les phénomènes s'amendent. C'est en général vers le troisième jour que se produit la perforation.

Le siège habituel de ces ruptures de la membrane se trouve en avant du manche du marteau. La perforation paraît se faire au sommet d'une saillie bombée qui se détache nettement de la membrane.

Au début, la perforation est à peine visible, recouverte qu'elle est par un peu de pus mélangé à des bulles d'air animées de pulsations isochrones au pouls. Lorsque le malade se mouche, on voit les bulles d'air éclater à la surface de la membrane, et l'on entend un sifflement caractéristique de la perforation.

L'otite aiguë peut guérir sans laisser de traces graves chez les individus sains, mais, lorsque les malades sont entachés d'une diathèse, au lieu de se cicatriser en même temps que les bourdonnements disparaissent et que l'acuité auditive revient à son état normal, la perforation s'agrandit et s'étend au point de disséquer le manche du marteau ; la maladie passe ainsi à l'état chronique, et peut déterminer une série d'accidents que nous étudierons plus loin.

L'examen de l'ouïe fait reconnaître facilement l'affection qui peut être confondue avec une méningite, ce qui n'est pas rare, si l'on n'a pas l'attention attirée vers l'oreille. Nous pensons même que les guérisons si nombreuses de soi-disant méningites proviennent d'une otite moyenne aiguë qui a passé inaperçue.

Le pronostic est assez grave, car il peut se produire des complications sérieuses : paralysie faciale, méningite, abcès du cerveau, thrombose des sinus, etc.

Cette maladie, qui est engendrée par la présence des microbes : *staphylococcus pyogenes, aureus, streptococcus pyogenes*, et surtout par le *pneumocoque*, doit être combattue au début par l'usage répété trois où quatre fois par jour de solutions tièdes dont on remplit le conduit :

Sulfate neutre d'atropine........	o gr. o2
Chlorhydrate de cocaïne.........	1 gr. oo
Glycérine neutre...............	20 gr. oo

Ou mieux :

Acide phénique...............	1 gr. oo
Glycérine neutre............ ...	15 gr. oo

Le malade doit garder la chambre et au besoin le lit, et éviter tout effort physique ou intellectuel.

Pour diminuer l'inflammation. dans les cas légers, il suffit d'employer les laxatifs, tels que sulfate de magnésie, sulfate de soude, etc. ; les sudorifiques tels que le jaborandi en infusion (4 grammes dans un verre d'eau).

Dans les cas plus graves, on a recours aux émissions sanguines qui procurent un réel soulagement si l'affection est limitée à l'oreille ; il n'en est pas toujours ainsi lorsque la muqueuse naso-pharyngienne est enflammée. On applique une ou deux sangsues chez les enfants; et trois ou cinq chez les adultes, au-devant du tragus. On arrête l'écoulement du sang avec un morceau d'amadou.

Il n'est pas rare de voir l'inflammation se calmer par l'emploi de compresses froides appliquées au-dessous du pavillon, ou de tubes réfrigérents recouvrant le pourtour de l'oreille. Si le froid est mal supporté, on recouvre la région auriculaire d'une simple couche de ouate.

Il faut rejeter l'emploi des cataplasmes qui augmentent l'inflammation par suite de leur propriété de favoriser le développement des microbes.

En même temps que l'application du froid, on a soin de continuer l'usage des instillations dans le conduit.

Lorsque le tympan est rouge, livide et fortement bombé par suite de la pression exercée sur sa face interne par l'exsudat purulent contenu dans la caisse, on doit l'inciser à l'endroit qui paraît le plus saillant, après avoir eu soin d'anesthésier la membrane avec une solution de glycérine cocaïnée au dixième (fig. 41). L'incision faite, on pratique une douche d'air (Valsalva ou Politzer), afin de chasser la sécrétion dans le conduit. Puis on fait une injection avec une solution d'eau boriquée à 4 o/o. On sèche ensuite l'oreille avec un peu de coton, et l'on

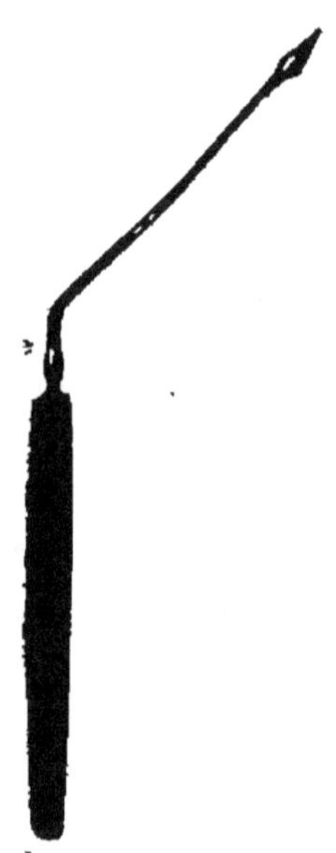

FIG. 41. — Aiguille pour inciser le tympan.

verse dans le conduit quelques gouttes de la solution tiède (au bain-marie) :

Acide borique.....................	1 gr.
Glycérine.........................	20 gr.
Eau distillée.....	10 gr.
Alcool à 90°.......................	3 gr.

Ces instillations sont répétées trois ou quatre fois par jour, suivant l'abondance et la nature du pus sécrété.

Si la suppuration n'est pas tarie au bout d'une dizaine de jours, il faut faire des instillations de nitrate d'argent au dixième ou de sulfate de zinc au quinzième, afin de modifier l'état de la muqueuse.

Dans les cas de large perforation, on a recours à l'emploi de la poudre d'acide borique.

δ. *Otite moyenne chronique simple* ou *catarrhe de la caisse.* — Elle peut survenir d'emblée, ou succéder à une otite aiguë, ou bien encore résulter de la propagation à l'oreille moyenne d'un catarrhe naso-pharyngien.

La muqueuse hypérémiée a une coloration gris blanchâtre. La sécrétion, muqueuse ou séreuse, adhère aux parois de la caisse ainsi qu'aux osselets, et repousse le tympan au dehors. Il n'est pas rare d'observer dans la caisse les brides assez résistantes s'étendant de la paroi labyrinthique à la paroi tympanique, ou reliant les osselets entre eux ou avec les parois voisines. En se rétractant, ces membranes entraînent le tympan, qui présente alors des points immobilisés par leur adhérence avec la branche de l'enclume, l'étrier, la paroi labyrinthique, etc.

Le malade accuse de la surdité variable avec les mouvements de déglutition, le bâillement, l'action de se moucher, qui améliorent l'audition ; avec le froid ou l'humidité, qui la diminuent.

Divers bruits comparés à un sifflet de vapeur, à un roulement de chemin de fer, au bruit d'un coquillage, d'une chute d'eau, sont ressentis par les sujets, principalement après les repas ou dans un milieu silencieux.

La perception osseuse est conservée, le diapason placé sur le crâne est mieux perçu par l'oreille malade ou par l'oreille la plus affectée.

On peut apercevoir l'épanchement par transparence; on voit une ligne noire horizontale ou à concavité supérieure qui peut se déplacer par les mouvements de la tête du malade ou par les insufflations d'air faites par la trompe. Si l'épanchement est abondant, la partie postérieure du tympan forme une saillie convexe. L'auscultation faite pendant le cathétérisme permet de s'assurer que la caisse est remplie de liquide; on entend en effet des râles crépitants humides.

La variabilité des symptômes, sous les diverses influences que nous venons d'énumérer, l'aspect du tympan, la présence d'une ligne indiquant le niveau du liquide, l'auscultation, permettent de reconnaître facilement cette affection pour laquelle le traitement général uni au traitement local serait d'une grande importance.

Ce dernier traitement consiste principalement en insufflations d'air afin de vider la caisse de son contenu muqueux ou séreux. On conseille au malade de pencher la tête en avant et sur l'oreille sur laquelle on agit, puis on le cathétérise en lui donnant ensuite quelques douches de vapeurs balsamiques. Cependant, lorsqu'on ne parvient pas à enlever le liquide en quelques séances, on doit avoir recours à la perforation du tympan, que l'on fait suivre d'insufflations d'air par la trompe pour chasser la sécrétion dans le conduit. On nettoie ensuite l'oreille avec une tige garnie de coton, et on laisse à demeure un peu de ouate dans le conduit.

2. *Otite moyenne sèche.* — La muqueuse est épaissie et dure. Elle a perdu son élasticité et ses vaisseaux. Le tympan est blanchâtre, infiltré de dépôts graisseux, fibreux ou calcaires. Les fenêtres rondes ou ovales sont épaisses : l'étrier est immobilisé, et les articulations des osselets sont ankylosées.

Cette maladie débute habituellement dans une seule oreille, l'acuité auditive diminue peu à peu, puis l'autre oreille se prend, et le malade ne s'aperçoit de sa surdité que quand les deux oreilles ont perdu la plus grande partie de leur activité fonctionnelle.

Le tic-tac de la montre est encore entendu quand les sujets sont incapables de suivre une conversation générale. Fréquemment les malades entendent mieux au milieu du bruit, ainsi en chemin de fer, en voiture. La perception crânienne disparaît peu à peu. Le diapason placé sur le crâne est mieux perçu par l'oreille malade. Les bourdonnements deviennent assez intenses après les repas, une émotion morale vive, etc.

Le tympan épaissi, principalement dans sa périphérie, est jaune grisâtre ou blanchâtre avec taches circonscrites dues à une incrustation calcaire. Le triangle lumineux disparaît, le manche du marteau se rétracte, et les plis partant de l'apophyse externe s'accusent nettement. Quand les osselets sont ankylosés, le tympan n'est plus mobile.

Le pronostic est grave au point de vue de l'audition, car la maladie progresse assez rapidement pour aboutir à une surdité complète.

Les douches d'air sont de toute nécessité dans le traitement de cette forme d'otite. On doit les combiner avec l'insufflation de vapeur d'éther iodhydrique ou d'iode, et les injections d'iodure de potassium au trentième, de bicar-

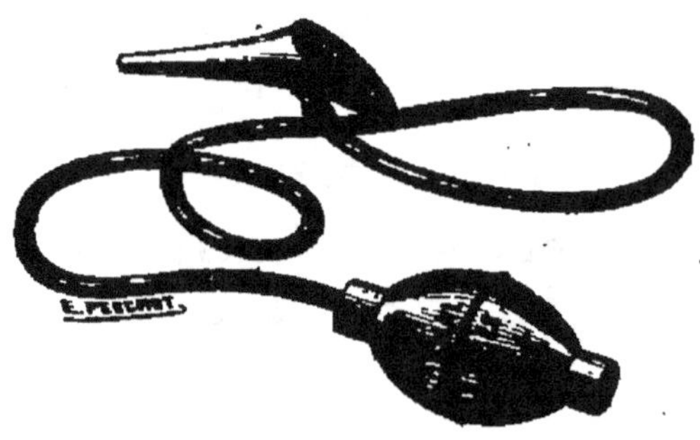

FIG. 42. — Spéculum pneumatique.

bonate de soude au vingtième ou de chlorhydrate d'ammoniaque au trentième. Cette opération doit être répétée durant un mois ou six semaines trois ou quatre fois par semaine. De plus, on doit faire la raréfaction du conduit au moyen du speculum pneumatique (fig. 42) pour permettre de rétablir la mobilité du tympan. On emploie encore les pressions sur le tympan au moyen de la poire (fig. 8) à laquelle est adapté un tube terminé par un embout qui obture le méat; on fait aussi des pressions sur l'apophyse externe au moyen d'un stylet spécial, ce qui permet de communiquer les mouvements aux osselets.

Dans certains cas d'épaississement de la membrane, où on pratique la perforation, on a encore recours à la section du pli postérieur du tympan, ou à celle du muscle tenseur, alors que la membrane est fortement rétractée en dedans. Si les osselets sont ankylosés, on les mobilise par les procédés qu'il est inutile de décrire ici ; au besoin même, on résèque la membrane avec le marteau et l'enclume.

β *Otite moyenne purulente chronique ou otorrhée.* — L'inflammation purulente chronique de l'oreille moyenne succède en général à une otite aiguë purulente, toutefois elle peut apparaître d'emblée chez les sujets scrofuleux ou tuberculeux. Il n'est pas rare de la voir survenir à la suite de la rougeole, de la variole, de la scarlatine, ou de la fièvre typhoïde.

La muqueuse de l'oreille moyenne est épaissie, rouge, souvent granuleuse et recouverte de pus. Le tympan présente aussi cet aspect ; il est en outre détruit plus ou moins complètement ; les osselets sont fréquemment entraînés par la suppuration.

Le conduit renferme une matière purulente, exhalant une odeur fétide ; quelquefois cette sécrétion est abondante, mélangée de sang, s'il existe des granulations. Pour apercevoir nettement le tympan, il faut faire une injection d'eau tiède contenant par demi-litre deux cuillerées à café d'acide borique, ou de sulfate de soude si la sécrétion est épaissie.

Le tympan se présente alors sous différentes formes : il est rouge ou blanc jaunâtre en totalité ou dans une partie de son étendue. Le manche du marteau et le triangle lumineux ont disparu. La perforation est plus ou moins grande ; elle peut n'avoir que la dimension d'une tête d'épingle, ou occuper la moitié ou une plus grande étendue de la membrane.

Les petites perforations se reconnaissent à

leur point obscur ou à un reflet lumineux animé de pulsations, ou encore à la présence de bulles d'air qui sortent par son ouverture lorsqu'on fait une insufflation par la trompe. Les destructions de la membrane en laissent apercevoir tous les détails.

Il survient de temps en temps des accès aigus avec douleurs vives.

L'audition est altérée, surtout lorsque les osselets sont détruits ; les malades accusent des bourdonnements, moins souvent cependant que dans les cas d'otite sèche. Le goût peut être altéré par suite d'une lésion de la corde du tympan.

La suppuration dure parfois des années, surtout s'il y a des végétations ou des polypes dans la caisse ; en plus, elle peut donner lieu à des complications qui mettent la vie en danger. Au contraire, lorsque l'écoulement disparaît, l'oreille peut reprendre quelquefois son aspect normal, mais il est plus général de voir le tympan se couvrir de matières calcaires ou se reformer au moyen d'un tissu cicatriciel lâche qui contracte assez souvent des adhéren-ces avec la paroi labyrinthique ou les osselets.

Complications de l'otorrhée. — Les compli-cations les plus ordinaires sont :

1° La carie du rocher, qui peut déterminer la nécrose et l'élimination du limaçon ;

2° Une méningite par suite de la propagation de l'inflammation aux enveloppes du cerveau ;

3° Un abcès du cerveau ou du cervelet ;

4° Une phlébite du sinus ou inflammation des veines de la dure-mère, membrane enveloppante du cerveau ;

5° Les ulcérations de la carotide interne et de la jugulaire, vaisseaux séparés seulement par l'os des parties antérieure et inférieure de la caisse ;

6° Une paralysie faciale ;

7° La formation de cholestéatome dans la partie supérieure de la caisse. On nomme ainsi un amas de matières épithéliales qui forment tumeur dans l'oreille moyenne.

Le traitement de l'otorrhée s'adresse tant a

à l'état général qu'à l'état local. Aux scrofuleux, on prescrit l'huile de foie de morue, les ferrugineux ; aux syphilitiques, du mercure, de l'iodure de potassium, etc.

Comme traitement local, on ordonne des injections d'eau tiède rendue antiseptique par l'addition d'acide borique, d'acide alicylique, de biiodure de mercure ; puis on essuie le conduit après avoir pratiqué une insufflation d'air au moyen de la poire introduite dans les narines. Enfin on fait usage de poudre d'acide borique, dans les perforations larges, ou d'alcool boriqué ; dans les autres cas et surtout si la muqueuse est recouverte de végétations, il est bon de faire de temps en temps, tous les cinq ou six jours, une instillation de nitrate d'argent au dixième, si la guérison ne survient pas par les instillations d'alcool boriqué.

Lorsque l'écoulement est guéri, si la perforation persiste, on applique un tympan artificiel.

b) MALADIES DE LA TROMPE D'EUSTACHE

Outre les lésions traumatiques et les corps étrangers, la trompe d'Eustache ne présente guère d'autres affections que les lésions inflammatoires qui sont liées à une maladie de l'oreille moyenne ou de l'arrière-cavité nasale.

α. *Obstruction de la trompe.* — La trompe peut être obstruée ou oblitérée par un gonflement de la muqueuse, par du mucus ou des tumeurs de l'arrière-cavité nasale, ou bien encore par des brides cicatricielles dues à la syphilis.

Les sujets accusent de la surdité, des bourdonnements, une sensation de tension et de plénitude dans la tête. La membrane est concave, l'apophyse externe saillante, la manche du marteau rétracté en dedans et en arrière, le triangle lumineux allongé.

Pendant l'insufflation d'air par la trompe,

comme les parois sont tuméfiées, on n'entend qu'un bruit de souffle aigu. Lorsque les parois sont aglutinées, le souffle paraît lointain; mais, dès qu'elles se décollent, il se produit un léger bruit de claquement ou une petite détonation; l'air passe alors facilement par la trompe. Si l'obstruction est complète, il ne se forme plus ni souffle ni claquement.

La perception osseuse est conservée, le son du diapason placé sur le crâne est mieux perçu de l'oreille la plus malade, et renforcé si l'on ferme les méats avec le doigt.

Dans le cas d'affection unilatérale, le diapason étant mis devant les narines est mieux entendu par l'oreille saine.

Le traitement consiste en insufflations d'air au moyen du cathéter et de vapeurs balsamiques ou térébenthinées. Lorsque la muqueuse est très congestionnée, on a recours à la dilatation au moyen d'une fine bougie en gomme que l'on introduit dans la sonde. Si l'on ne parvient pas ainsi à désobstruer la trompe, on a recours à l'électrolyse.

A cet effet, on passe dans la sonde un fil métallique, isolé dans toute la partie qui n'est pas en contact avec la partie malade, on le relie au pôle négatif d'une pile à courant continu, l'autre pôle, le positif, terminé par une plaque métallique recouverte de peau de chamois mouillée étant appliqué sur la nuque ou sur le dos de la main. On fait passer un courant assez faible pendant cinq à dix minutes.

c) MALADIES DE L'APOPHYSE MASTOÏDE

α. *Absès sous-cutané*. — On peut les voir survenir à la suite de furoncles des conduits, ou de suppuration d'un ganglion.

Ils déterminent de la douleur, de la rougeur et du gonflement des téguments. Au début, les réfrigérents appliqués sur l'endroit malade peuvent arrêter le développement de l'affection. Dans le cas contraire, il faut ouvrir l'abcès dès que la fluctuation est sensible à son intérieur.

β. *Abcès sous-périostiques.* — L'otite moyenne suppurée est une des affections occasionnant le plus souvent cette lésion qui est due à la propagation de l'inflammation, par continuité du tissu, au périoste du conduit.

Les douleurs sont vives surtout au niveau de l'apophyse mastoïde, d'où elles s'irradient dans toutes les parties voisines. Il se forme un gonflement péri-auriculaire qui refoule le pavillon en avant. Les tissus sont tendus et luisants. La pression détermine une augmentation de la douleur.

On emploie le traitement que nous venons de décrire précédemment, mais en faisant une incision allant profondément jusqu'à l'os. Il est évident qu'au début les antiphlogistiques sont indiqués : sangsues, frictions d'onguent mercuriel, etc.

γ. *Inflammation des cellules mastoïdiennes.* — Cette inflammation résulte ordinairement d'une otite moyenne purulente, aiguë ou chronique. Elle s'annonce par une douleur profonde qui va en augmentant, en même temps qu'il se produit un gonflement œdémateux de la région mastoïdienne avec rougeur et tension des parties qui la recouvrent. Il se fait alors un abcès qui peut fuser dans les régions voisines et s'ouvrir à l'extérieur, en amenant un soulagement considérable dans l'état du malade ; une fistule est la conséquence de cet état.

Souvent la maladie revêt une tout autre marche. Les sujets sont pris de fièvre, de céphalalgie, de vomissements, de convulsions, et meurent d'accidents infectieux ou d'hémorragie, de méningite, etc.

Outre les émissions sanguines (sangsues, etc.) et les réfrigérants, si le malade n'est pas soulagé rapidement, on ne doit pas craindre de pratiquer une incision jusqu'à l'os ou même de faire la trépanation de l'apophyse mastoïde avec la gouge et le maillet, ou avec le trépan, ou même avec le tour des dentistes.

IV. — MALADIES DE L'OREILLE
INTERNE

Otite interne. — L'otite interne est caractérisée par des vertiges, des troubles de l'équilibre, des nausées, et même des vomissements, des bourdonnements et de la surdité. Le malade peut perdre connaissance ou être animé soit de propulsion en avant ou en arrière, soit de rotation sur lui-même.

Les bourdonnements ressemblent à des sifflements aigus, des détonations, des chants d'oiseaux, etc.

La perception crânienne est mauvaise. Le diapason sur le crâne est mieux perçu par la bonne oreille.

Le traitement consiste dans l'emploi d'émissions sanguines, de purgatifs, de révulsifs (vésicatoires, pointes de feu), d'altérants (iodure de potassium et mercure), de sulfate de quinine à haute dose, etc. Le Vin Girard, iodo-tannique phosphaté, dont 30 grammes contiennent 5 centigrammes d'iode en combinaison végétale et 50 centigrammes de lacto phosphate de chaux constitue également un bon traitement curatif et préventif de diverse nature. Dans quelques cas, l'électricité à courant continu a produit de bons résultats.

TABLE DES MATIÈRES

Tours. — Imp. Deslis Frères, rue Gambetta, 6.

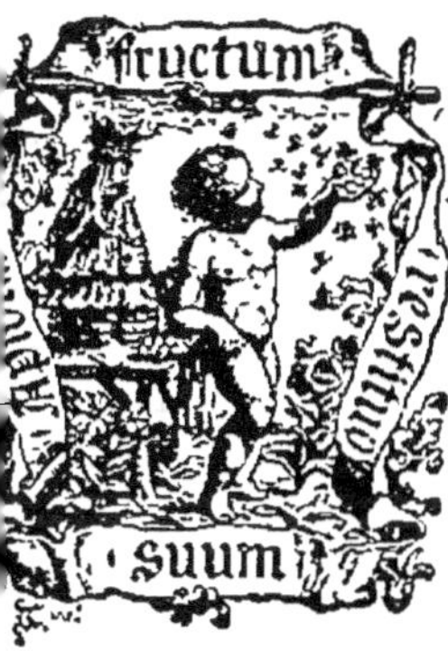

Société d'Éditions Scientifiques

BASÉE SUR LA MUTUALITÉ

4, RUE ANTOINE-DUBOIS, 4

PLACE DE L'ÉCOLE-DE-MÉDECINE

EXTRAIT

DU

CATALOGUE

DES OUVRAGES

PUBLIÉS PAR LA SOCIÉTÉ

Tous les ouvrages portés sur ce Catalogue seront expédiés **franco de port**, en n'importe quel pays, aux prix marqués, à toute personne qui en fera la demande accompagnée d'un mandat postal ou d'une valeur à vue sur Paris.

Toute demande de livres *édités* par la Société dépassant **30 francs** sera servie franche de port avec une remise de 15 0/0 sur les prix marqués.

ADRESSER TOUTE DEMANDE
à M. le Directeur

LA SOCIÉTÉ D'ÉDITIONS SCIENTIFIQUES

PLACE DE L'ÉCOLE-DE-MÉDECINE

4, RUE ANTOINE-DUBOIS, 4

PARIS

AVIS AUX AUTEURS

—

La Société d'Éditions Scientifiques, établie sur les bases de la **Mutualité** a pour principe de partager par moitié entre les auteurs et elle, *tout bénéfice* résultant de la vente de ouvrages.

Plus de 200 livres ont été édités en 1891 par ce systèm d'association avec les auteurs, et l'on pourra se rendre compt de l'importance de la plupart de ces ouvrages ainsi que de l notoriété de leurs auteurs, en parcourant cet extrait de notr catalogue.

A

BET. — **Le Chimaphila umbellata** (herbe à pisser), **son action diurétique.** Gr. in-8.   2 fr.

- **Annales économiques** (revue).— Abonnement : un an, Paris, 20 fr. — Province, 22 fr. — Étranger, 24 fr.

RTHAUD et BUTTE. — **Diabète, albuminuries névropathiques, physiologie normale et pathologique du nerf pneumogastrique.** 1 vol. in-8 carré.   6 fr.

UVARD et PINGAT. — **Hygiène infantile.** Histoire du maillot, du biberon et du berceau à travers les âges. 1 vol. in-8 écu, illustré, broché. 1 fr. 50
- Relié.   2 fr.

YMÉ (Victor). — **L'Afrique française** et le chemin de fer transsaharien. 1 vol. in-18.   2 fr. 50

B

ARTHÈS (Emile). — **Manuel d'hygiène scolaire,** à l'usage des instituteurs, des lycées, collèges, etc. 1 vol. in-18.   2 fr. 50

ÉRILLON (Edgar). — **Théories et applications pratiques de l'hypnotisme.** 1 vol. in-8 carré, avec figures.   1 fr. 25

- **La suggestion,** ses applications à la pédiatrie et à l'éducation mentale des enfants vicieux ou dégénérés. 1 vol. in-8.   2 fr.

- **Revue de l'hypnotisme expérimental.** Abonnement : un an, Paris, 8 fr. — Départements, 10 fr. — Étranger, 12 fr.

BIANCHON (Horace) du *Figaro*. — **Nos grands médecins d'aujourd'hui,** avec une préface de Maurice de FLEURY et les portraits à la plume de DESMOULINS. 1 vol. in-8 carré, texte encadré, tirage en trois couleurs.   10 fr.

BILBAUT (Théophile). — **L'art céramique au coin du feu.** 1 gros vol. in-18.   3 fr. 50

BINGER (le capitaine). — **Esclavage, Islamisme et Christianisme.** 1 vol. in-8 carré.   2 fr. 50

BITZOS. — **La skiascopie (kératoscopie.** 1 vol. avec 30 fig.   4 fr.

BLANCHARD (Raphaël). — **Histoire zoologique et médicale des Téniadés** du genre Hymanolepis Weinland. 1 vol. in-8 carré, avec fig.   3 fr.

— **Congrès international de zoologie.** 1 gros vol. in-8 raisin avec planches et figures.   20 fr.

BOUDAILLE (Henri). — **Catéchisme des premiers soins à donner en cas d'accident avant l'arrivée du médecin,** avec figures démonstratives. 1 vol. in-16 raisin cartonné.   1 fr.

BOULANGIER (commandant). — **Essais sur les origines de la Méditerranée.** Nouvelle méthode, cartographique. 1 vol. in-8 carré avec cartes et plans.   10 fr.

BOULANGIER (Edgar). — **Notes de voyage en Sibérie** et le chemin de fer transsibérien. 1 beau vol. in-8 jésus avec de nombreuses illustrations sur bois, cartes, plans, etc.   7 fr. 50
— Relié.   11 fr.

BOULOUMIÉ. — **Manuel du Candidat** aux différents grades de médecin ou de pharmacien dans la réserve de l'armée active et dans l'armée territoriale. 1 gros vol. in-18 jésus.   5 fr.

— **Cours de thérapeutique.** 1 vol. in-8 carré.   3 fr.

Envoi franco par la poste contre un mandat

— **Vittel, pratique personnelle.**
1 vol. in-8 carré.   2 fr.

BOUTARD (E.). — **Des différents ty-
pes de diabète sucré.** 1 vol. in-8
carré.   4 fr.

BOUTIRON. — **Du Coryza chez les
enfants du premier âge.** 1 vol.
in-8 carré.   2 fr.

BRACHET. — **Traité du rhuma-
tisme** et de l'arthrite rhumatoïde, par
le Dr ARCHIBALD, GARROD, trad. de
l'anglais. 1 vol. in-8 carré avec fig. 12 fr.

BRUYANT. — **Les fourmis de la
France.** 1 vol. in-8 raisin avec pl.
hors texte.   3 fr.

BUGUET (Abel). — **La photographie
de l'Amateur débutant.** 3e *édition*
augmentée. 1 vol. in-18 jésus avec 44
figures.   1 fr. 25

— 1re série. — **Trois cents recettes
photographiques.** 1 vol. in-8 écu,
broché.   2 fr.
— Relié.   2 fr. 50
— 2e série. Br.   2 fr.

— **L'année-photographique.** 1 vol.
in-8, illustré.   4 fr.

— **L'annuaire de la photographie
pour 1892.** 1 vol. in-8.   2 fr. 50

BUREAU. — **Guide pratique d'ac-
couchements.** Conduite à tenir pendant la grossesse, l'accouchement et
les suites de couches. 1 gros vol. in-18
avec figures.   6 fr.

BURET. — **La Syphilis aujourd'hui
et chez les anciens.** 1 v. in-18 3 fr. 50

C

CANTIN. — **Des Lymphangites pé-
ri-utérines non puerpérales,** et
de leur traitement par le curettage de
l'utérus. 1 vol. in-8.   2 fr. 50

CATALAN. — **L'Uni-taxe.** 1 broch
in-8 carré.   1 fr.

CEZILLY. — **Concours médic**
France et étranger un an.   20
Pour MM. les Etudiants.   5
Pour les membres de la Societé
Concours.   10

— **La Grippe.** 1 vol. in-8 raisin. 3

CHAUVEAUD. — **De la reproducti
chez le dompte venin.** Broch
in-8 raisin.   4

CHÉRON. — **Le drainage de la c
vité utérine.** Broch. in-8 raisin. 4

CLAPPIER. — **Au bout de l'Europ**
Récit d'un voyage au cap Nord. 1 v
in-8 couronne.   3

CLEIZ. — **Création des sexes.** 1 v
in-8 raisin.   2

Congrès colonial international. 1 v
in-8 raisin.   6

Congrès colonial national. 2 vol. i
raisin.   12

Congrès Habitations bon marché. 4
—   Assistance publique. 2 v
in-8 raisin.   20

Congrès Hygiène. 1 vol. in-8.   15
—   Géographie. 2 vol.   20
—   Sauvetage.   4 fr.
—   Comptabilité.   3 fr.
—   Propriété foncière.   3 fr.
—   Institut. féminines. 10
—   Monétaire.   7 fr.
—   Emigration et immigrati
                               3 fr.
—   Zoologie. 1 vol. et grav. 20

COSTE. — **La question monéta**
1 vol. in-8 raisin.   3 fr.

COUTAGNE (Henri). — **Trois semai
en pays scandinaves.** In-8 c
ronne.   2 fr.

CROUIGNEAU. — **Promenades d'
médecin à travers l'Expositi**
1 gros vol. in-8 illustré.   7 fr.

Envoi franco par la poste contre un mandat

D

ANBIES. — **Souvenirs de voyages.** Algérie et Panama. 1 vol. in-8 carré. 3 fr.

ESCHAMPS (Émile), chargé de mission scientifique par le ministre de l'Instruction publique. — **Au pays des Veddas.** Ceylan. (Carnet d'un voyageur). In-8 de 500 pages avec 116 figures, d'après les croquis et photographies de l'auteur et une carte. 7 fr. 50

ROUET. — **Le lait bouilli.** 1 vol. in-8. 3 fr.

UCHOCHOIS. — **Éclairage dans les ateliers de photographie,** traduit de l'anglais par C. KLARY. 1 vol. in-8 écu, avec figures. 3 fr.

UMAS. — **Français d'Afrique.** 1 v. in-8 raisin. 2 fr. 50

UPUY (B.). — **Des alcaloïdes.** 2 gros vol. in-8 jésus. 32 fr.

E

GASSE et P. GUYENOT. — **Les eaux minérales naturelles de France et d'Algérie.** 1 vol. in-8 carré. 7 fr. 50

F

ERRET. — **Traité de Glaucome.** 1 vol. in-8 carré (2e *éd.*). 4 fr.

— **De l'ophtalmie granuleuse.** In-8 carré 2 fr. 50

— **La Myopie,** sa pathologie, son traitement. 1 vol. in-8 carré. 3 fr.

NART D'ALLONVILLE. — **Causeries sur les phénomènes de la Nature.** 1 vol. in-18 jésus avec nombreuses figures. 4 fr.

FLEURY-HERMAGIS et ROSSIGNOL. — **Traité des excursions photographiques.** 3e *édition*, un magnifique vol. in-18 jésus, avec figures dans le texte. 6 fr.

FLEURY-HERMAGIS. — **Atelier de l'amateur.** 1 vol. in-8 écu, avec fig. 1 fr. 50

FLOQUET. — **Avortement et dépopulation.** 1 vol. in-8. 1 fr.

FOWLER. — **De la localisation des lésions de la phtisie.** 1 vol. in-8 carré, broché. 2 fr.
— Cartonné toile. 2 fr. 50

G

GAUTHIOT. — **Les Ports du monde entier.** Prix de la souscription aux deux volumes. 60 fr.

GERS (Paul). — **Le Photo-Journal.** Un an. 10 fr.

— **Journal des sociétés photographiques.** Un an : Paris, 5 francs.
— Union postale. 6 fr.

GILLET DE GRANDMONT. — **Berlin au point de vue de l'hygiène.** 1 vol. in-8 jésus, avec planches et figures. 4 fr.

GIROD (Dr). — **Topographie médicale de la ville de Clermont-Ferrand.** 1 vol. in-8. 5 fr.

GRELETTY. — **Causeries pour les médecins.** 1 vol. in-18 jésus. 4 fr.

GUYENOT-OUTHIER. — **Du Condurango et de la Condurangine.** 1 vol. in-8 raisin. 2 fr.

YVES GUYOT. — **Le Budget.** Brochure, in-8 raisin. 1 fr.

— **De la suppression des octrois.** Brochure, in-8 raisin. 2 fr.

Envoi franco par la poste contre un mandat

H

HAMÉLIUS. — **Philosophie de l'économie politique.** 1 v. in-18 jes. 3 fr.

HARMAND (Jules). — **L'Inde**, préface et traduction de sir John SRACHEY. 1 vol. in-8 carré avec carte.   10 fr.

HEIM — **Recherches médicales sur le genre « Paris ».** 1 vol. in-8, avec pl. hors texte.   10 fr.

HORAND. — **Cours de médecine à** l'usage des garde-malades. 1 gros vol. in-18.   4 fr.

J

JOUGLARD. — **L'Univers et sa cause** d'après la science. 1 vol. in-18. 4 fr.

K

KLARY. — **Eclairage** (voir Duchochois).   3 fr.

— **Le Photographe portraitiste.** 1 vol. in-8 carré, avec figures et 11 gravures hors texte.   5 fr.

— **Des projections lumineuses.** 1 vol. in-8 avec fig.   5 fr.

— **Travaux du soir de l'amateur photographe** (sous presse).

L

LABORDE. — **Méthode expérimentale.** 1 vol. in-18 jésus   2 fr.

— **De l'intoxication par l'oxyde de carbone.** 1 brochure, in-18. 1 fr.

— **Physiologie** (sous presse, pour paraître très prochainement).

— **Mécanisme physiologique d** accidents et de la mort par chloroforme. 1 vol. in-8.   2 fr.

LAFAGE. — **Un médecin de ca** pagne au **XIX**e siècle. 1 vol. in jésus.   2

LAURENT (Emile). — **L'amour mo bide.** 1 vol. in-18 écu.   3 fr.

— **L'Anthropologie criminelle.** 1 vol. in-8 carré.   3

— **De la suggestion criminelle.** 1 vol. in-8 carré.   2

— **Maladies des prisonniers.** 1 in-8, avec fig.   4

LEGROS (commandant). — **L'Aris typie.** avec une épreuve Liesega 1 vol. in-8 écu.   2

LEGROS (Commandant). — **Traité Photogrammétrie.** 1 vol. in-8 c ronne.   5

LELOUP. — **Le Catha edulis,** raisin. fig.   2 fr.

LEROUX. — **Les Hôpitaux mari** 1 vol. in-8 raisin avec gr.   10

LETULLE. — **Guide pratique** sciences médicales pour **189** 1 gros vol. in-18 raisin de 1,500 p., à l'anglaise.   12

Le même, supplément pour 1892.

LEYMARIE (de). — **Délais judicial** usuels. 1 vol. in-8 jésus, broché. Cartonné.   2 fr.

M

MARCHAL. — **Tarif des Doua** (dernière revision parue). 1 vol. in   3 fr.

MARIAGE. — **De l'Intervention c** rurgicale. 1 vol. in-8 raisin. 2 fr.

MASSIP (Armand). — **Annales É** nomiques. Prix du n°   1 fr.

Envoi franco par la poste contre un mandat

LLIÈRE. — **Étude chimique des** 'éralrées. 1 vol. in-8 raisin.   3 fr.

YAN (Paul). — **Annuaire des di-lômés pour 1891.** 1 gros vol. -18 jésus.   5 fr.

YNIARD. — **Le Second empire n Indo-Chine.** 1 gros vol. illus-é.   7 fr. 50

Le Mois médical, un an :   4 fr.

NIN. — **Formulaire de méde-lne pratique,** nouvelle édition con-dérablement augmentée. 1 vol. in-18 isin, cart.   5 fr.

Des Nodules osseux 1 vol. in-8. isin.   2 fr.

RAIN. — **Questions d'Internat,** anuel du candidat. 1 vol. in-18 isin, cart.   7 fr. 50

N

DAUD. — **Traitement de la Tu-erculose pulmonaire par les njections hypodermiques d'a-lstol.** 1 vol. in-8 carré.   1 fr.

WENGLOWSKI. — **Objectifs pho-ographiques, essais et fabrica-on.** 1 vol. in-8.   2 fr.

L (Eug.). — **Rabelais,** médecin, rivain, curé, philosophe. 1 vol. in-18 isin avec un portrait à l'eau-forte.   3 fr.

P

LIER (Armand). — **Questions 'Externat.** Manuel du candidat. vol. in-18 raisin br.   6 fr.

CHAUX. — **Histoire de l'hôpi-al de Lourcine.** 1 vol. in-8 raisin.   2 fr. 50

PICHERY. — **Gymnastique des Ecoles.** 1 vol. in-8 raisin, avec 30 fig.   5 fr.

PINGAT. — **De la prophylaxie des abcès du sein pendant la gros-sesse et l'allaitement.** 1 vol. in-8 raisin.   3 fr.

POLIDORE. — **Les Mines d'Or de l'Awa.** Une petite brochure in-16   0 fr. 70

— **Ports du Monde entier.** La livraison   1 fr. 25

PELISSIER. — **Profils Coloniaux**

Q

QUINQUAUD. — **Thérapeutique cli-nique et expérimentale.** — 1 vol. in-8 carré.   10 fr.

R

RAYMOND (Paul). — **Traitement de la syphilis,** en Allemagne et en Au-triche. 1 vol. in-8 carré.   3 fr.

REGAMEY. — **Panorama de Port-Blanc.** Album oblong.   2 fr. 50

REULLIER. — **Deux albums photo-graphiques.** Format oblong.   5 fr.

ROBLOT. — **Guide pratique des exercices physiques.** Hygiène et résultats. 1 vol. in-8 carré, fig. 2 fr. 50

RODET (Paul). — **Memento d'accou-chements.** Rédigé à l'usage des exa-mens de sage-femmes d'après les théo-ries de l'école de la Maternité. 1 vol. in-18 raisin.   3 fr.

RODET. — **Des climats et des sta-tions climatiques,** traduit de l'an-glais du Dr WEBER. 1 vol. in-8 carré.   5 fr.

Envoi franco par la poste contre un mandat